病気がイヤなら、これを食べなさい

食べてはいけない!!

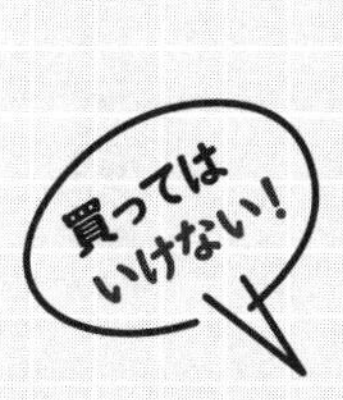

渡辺雄二
Yuji Watanabe

ビジネス社

はじめに

「年をとっても病気にはなりたくない」と思っている人はとても多いでしょう。私もその一人です。病気にはさまざまなものがありますが、脳出血や脳梗塞、心筋梗塞など重い病気になった場合、仕事はもちろんできなくなりますし、そもそもふつうの日常生活が送れなくなってしまいます。

そして、最悪の場合は死に至ります。また、命をとりとめたとしても、後遺症が残るケースも多い。ですから、**「そんな重い病気にはなりたくない」と感じている人がほとんどだと思います。**

そのためには、何をすればいいのでしょうか？

その答えは、**「まず血液の流れを正常に保つこと」です。**人間の体はさまざまな臓器や組織によって成り立っていますが、それらの細胞が活動できるのは、常に血液が酸素と栄養素をせっせと運んでいるからです。

ですから、もし血液の流れが不調になって、酸素と栄養素が運ばれにくくなれば、各臓器や組織の働きは低下し、最悪の場合停止してしまいます。その典型が、心筋梗塞です。

心筋梗塞は心臓病の一つで致死性の高い病気です。つまり、心臓に酸素と栄養素を送っている冠状動脈が血栓によって詰まってしまい、血液が流れなくなり、心臓の細胞に酸素と栄養素が送られなくなった状態です。

また脳卒中の一つの脳梗塞も致死性の高い病気ですが、こちらは脳内の血管がやはり詰まって、脳細胞に酸素と栄養素が送られなくなり、脳に障害が起こるものです。

一方、脳卒中の一種の脳出血は、脳内の血管が破れて出血し、脳に障害が起こるというものです。

すでに、ここまで読んで、「気が重くなった」という人もいると思いますが、実際にこれらの病気で半身不随になったり、寝たきりとなったり、死亡する人も多いのです。

ですから、この現実をきちんと見なければなりません。

しかも、これら致死性の高い、高齢者に多い病気でも、日ごろの心がけで防ぐことができるのです。なぜなら、いずれも血管に問題が発生して起こるわけですから、それが発生しないようにすればいいわけです。

そのためには、まず血管を丈夫でしなやかな状態に保つことです。

血管は、血管の細胞とそれを支える繊維質でできています。ですから、その繊維質を丈夫でしなやかなものにすれば、破れて出血することはなくなります。「そんなことできるの？」と思う人もいるでしょうが、「できる」のです。

血管を構成する繊維質は、主にコラーゲンというたんぱく質でできています。したがって、体内でこのコラーゲンが十分に生成されれば、血管は丈夫になります。

その方法として、**私が長年実践し、みなさんにオススメしたいのが、ゼラチンパウダーを摂ることです。**詳しいことは本文で述べますが、**これを実践することで血管は丈夫でしなやかになって、破れにくくなるのです。**

また、血液の流れをよくして、血栓ができないようにすれば、心筋梗塞や脳梗塞を防ぐことができます。これも可能なのです。

それは**緑茶を積極的に飲むことです。これによって、体内の中性脂肪や悪玉コレステロールが減って、血栓ができにくくなります。**その結果、脳梗塞や心筋梗塞になりにくくなると考えられます。

この二つのことを実行するだけでも、全身の血管が丈夫になり、そして血液の流れがよくなって、さまざまな病気を防ぐことができるのです。私はこの二つを長年実践していますが、おかげさまで血管に関する病気になったことは一度もありません。

それから、腸の状態を良好に保つことも重要です。腸は食べ物から栄養素や水分を吸収する大切な臓器ですが、それが不調になると、便秘や下痢などの不快な症状が続くことになります。また、大腸がんになる危険性も高まります。

その**腸をよい状態に保つ方法として私が長年実践しているのが、プレーンヨーグルトを積極的に食べることです。**これによって腸内環境がよくなって、便秘や下痢などの不調を改善することができます。

さらに、最近になって腸は体の免疫と深い関係があることがわかってきています。ですから、**腸内環境を整えて免疫を高めることができれば、全世界で脅威となっている新型コロナウイルスの感染を防止できる可能性もあるのです。**

このほか本書では、「ココアを積極的に飲む」、「ハチミツを舐める」、「ニンニクパウダーを活用する」、「日本そばを積極的に食べる」、『葛根湯』などの漢方薬を利用する」など、私が病気にならないために長年実践していること、そして実際に食べたり飲んだりしている製品を紹介していますので、ぜひ参考にしていただければと思います。

私は20年以上、病院のお世話になったことがない

ところで私は、今66歳（1954年9月生まれ）ですが、**もう20年以上病院のお世話になったことがありません。** つまり、年に1回の特定健診（別名、メタボ検診）を近くの診療所で受ける以外は、病院で診察・治療を受けたことがないのです。というのも、ある出来事を経験して、「もう医者には頼るまい。自分の体は自分でメンテナンスしよう」と決心したからです。

ある冬、39・4度という高熱が続いて、体の節々が痛くなって、どうにも辛い状態になりました。そこで、タクシーで24時間診療しているという病院に行きました。と

ころが私を診察したお医者さんは、病気の原因を明らかにしようとはせず、ただ単に飲む解熱剤と座薬の解熱剤を出してくれただけでした。

仕方なくタクシーで家に帰ってきて、まず飲む解熱剤を飲んでみました。すると、胃が痛くなってしまい、1回飲んだだけで、それ以上は飲めませんでした。次に時間を十分に空けてから座薬の解熱剤を肛門から入れました。すると、ものすごい汗が出て、息苦しくなってとても辛い状態になりました。そして、熱は一挙にちょうど5度下がって34・4度になりました。

ところが、しばらくすると、また一挙に熱が上がって39・4度に戻ってしまいました。「こんなことを繰り返していたら体がダメになってしまう」と思った私は、その解熱剤をごみ箱に捨てました。そして漢方薬の「葛根湯」を飲んでみました。すると、1日で0・5度、熱が下がったのです。

「これを続ければ少しずつ熱が下がるかも」と思い、私は「葛根湯」を飲み続けました。すると予想は的中し、1日に0・5度ずつ下がっていき、数日で平熱に戻ったのです。私は、「漢方薬はすごい」と実感しました。

それからというもの、私は多少体が不調になっても病院に行くことはせず、漢方薬を飲んで治すようにしています。ただし、年を重ねるとともに、どうしても血行がよくなくなったり、膝が痛くなったりと、体の不調を感じることが多くなったので、自分なりに勉強して、その改善法を見つけ出してきました。その結果、風邪をひくぐらいで重い病気になることはなく、一度も病院で診察・治療を受けなくてもすんでいるのです。

本書では、私が実践している方法をすべて紹介しています。みなさんにはそれらを参考にしていただき、病気にならない生活を送っていただきたいと願っています。

なお、私がこう言うと、「素人療法は危ない」と反論する人がいると思います。しかし、自分の体のことを一番わかっているのは「自分」なのです。たとえば、微妙に体が痛い、体が重い、体がだるいなどの微妙な症状は、なかなかお医者さんにはわかってもらえないですし、検査機器で調べても異常は見つかりにくいのです。

ところが、そうした微妙な症状こそが本人にとっては深刻な問題であり、なんとか解消しなければならないものなのです。それができるのは、おそらく「自分」しかいないのです。ぜひ本書を参考にされて、自分の体は自分で守っていただきたいと思います。

病気知らず、医者いらずの体を作る
オススメ食品……パートⅠ

第1章

ゼラチンパウダーで血管を強くして、怖い脳出血、くも膜下出血を予防する

美肌や膝痛だけじゃない！

第2章

脳梗塞、心筋梗塞にならないために！

粉末緑茶を飲んで、中性脂肪と悪玉コレステロールを下げる

病気知らず、医者いらずの体を作るオススメ食品……パートⅡ

ハチミツ

ニンニク

第5章

ハチミツでのど荒れや痛みを防いで、風邪を予防する！

100％純粋なものがオススメ

本書で取り上げている製品の効果は、筆者の経験に基づくものです。これらの効果には個人差があります。また、製品の価格は筆者が２０２０年8月下旬に店頭で購入した際のもの、製品の仕様等は２０２０年9月30日現在のものです。

病気知らず、
医者いらずの体を作る

オススメ食品 パートI

20年以上も医者にかかっていない

筆者がオススメする、

健康を作り、免疫を上げる製品を紹介！

- 粉末ゼラチン
- 粉末茶
- 緑茶
- プレーンヨーグルト
- ヨーグルト
- ココア

これを食べなさい！

ゼライス

マルハニチロ

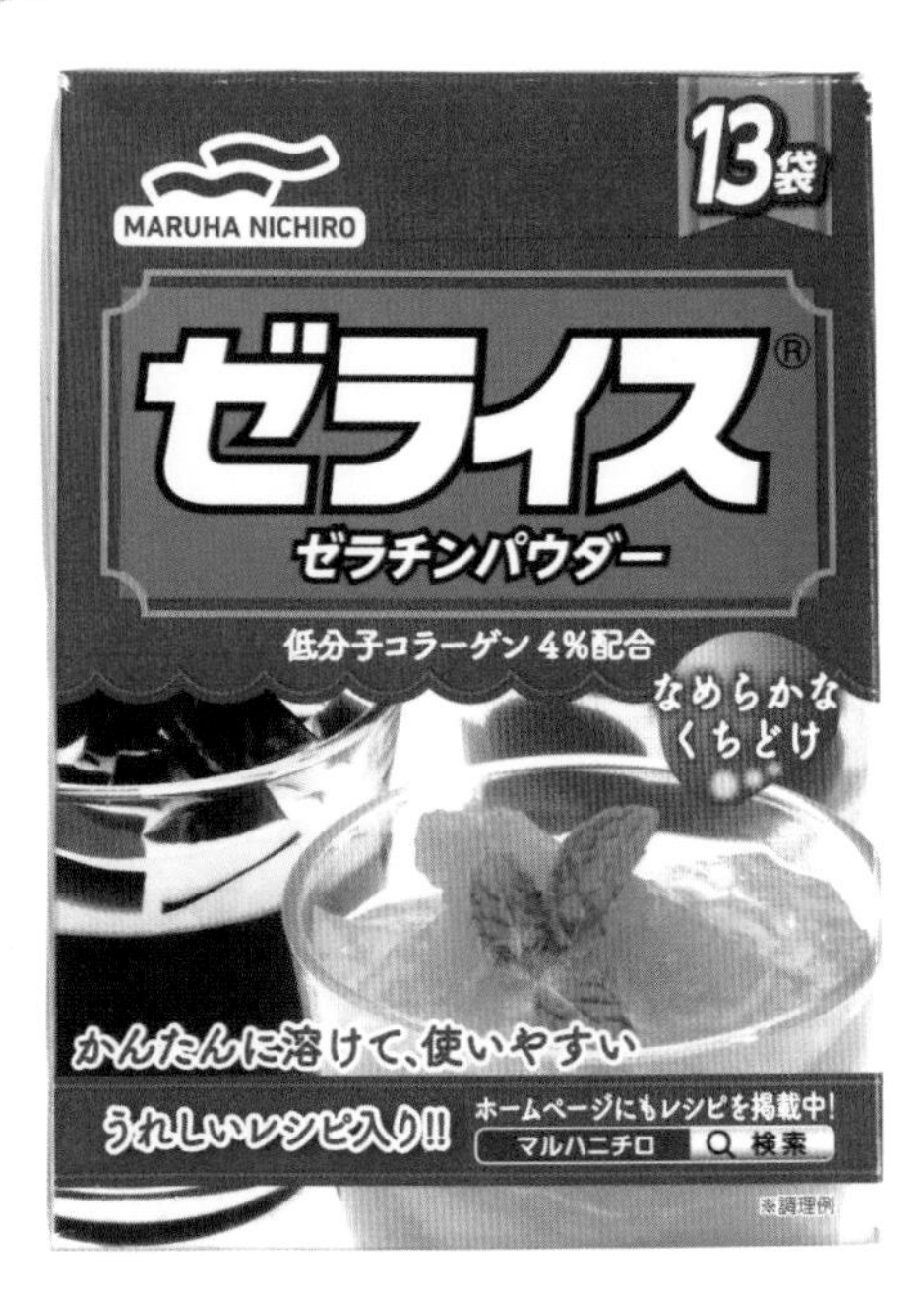

ゼラチンを摂って血管を強くすれば
脳出血、くも膜下出血の予防に効果あり。
サプリより安価な粉末ゼラチンがオススメ！

名称	粉末ゼラチン
原材料名	ゼラチン、コラーゲンペプチド
内容量	65g（5g×13袋）
保存方法	直射日光・高温多湿を避け常温で保存してください
販売者	マルハニチロ（東京都江東区）
製造所	ゼライス（宮城県多賀城市）

栄養成分表示
（1袋5gあたり）

エネルギー	18kcal
たんぱく質	4.6g
脂質	0g
炭水化物	0g
食塩相当量	0.03g
コラーゲン	4550mg

「ゼライス」は、ゼラチンパウダーの専門メーカーであるゼライス（宮城県多賀城市）が製造し、マルハニチロが販売している製品です。パッケージには、「ゼライスは、『豚』由来コラーゲンたんぱく質です」とあります。豚の皮や骨などのコラーゲンを原料に、アルカリ（消石灰）で処理することでゼラチンパウダーが作られています。

1袋5gに小分けされています。5gのうち4・6gがたんぱく質であり、そのうちの4・55g（4550mg）がコラーゲンで、それを少し分解したゼラチン、さらにコラーゲンペプチドが含まれています。ペプチドとは、アミノ酸が複数結合したもので、コラーゲンから作られたペプチドが、コラーゲンペプチドです。これらは、アミノ酸のグリシン、プロリン、アラニンなどを含んでいます。

原材料はゼラチンとコラーゲンペプチドのみで、添加物は使われていないので安心して摂ることができます。値段は、6袋入り（30g）が178円（税別）、写真の13袋入り（65g）が338円（税別）でした。私は1日に約1g摂取していますが、6袋入りなら30日間摂ることができ、サプリメントに比べるとてもリーズナブルです。

なお、パッケージには、「飲み物一杯につき、ゼライス1／2～1袋が目安です」とありますが、これはあくまでも目安であって、必ずしも守る必要はないでしょう。

クックゼラチン

森永製菓

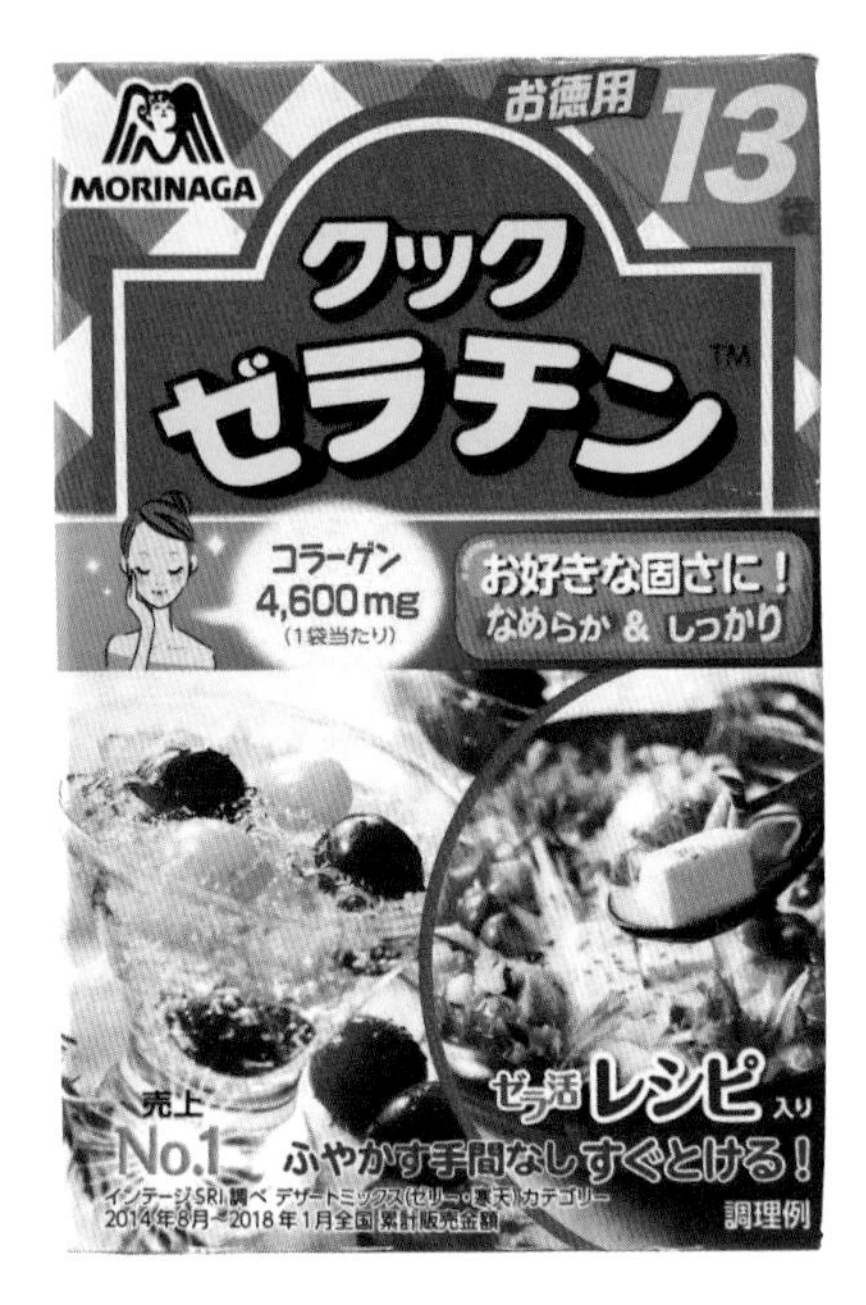

主に牛(骨)を原材料として、
精製度を高めて粉末状にした
添加物不使用の製品。

名称	ゼラチン
原材料名	ゼラチン
内容量	65g(5g×13袋)
保存方法	高温・多湿を避けて保存してください
販売者	森永製菓(東京都港区)
加工所	大晃化成・富田林工場(大阪府富田林市)

栄養成分表示
(1袋あたり)

エネルギー	18kcal
たんぱく質	4.6g
脂質	0g
炭水化物	0g
食塩相当量	0.05g
コラーゲン	4600mg

［クックゼラチン］は森永製菓が販売している製品です。加工所は、大晃化成・富田林工場（大阪府富田林市）とあるので、そこで作られているようです。

コラーゲンの由来がパッケージには表示されていませんが、森永製菓のホームページを見ると、次のような説明がありました。

「1.森永クックゼラチンの原料は、主に牛（の骨）です。

2.牛骨を細かく砕き、不純物（カルシウムなど）を取り除いたり、pH（ペーハー）を調整したりして、ゼラチンの元（オセイン）を作ります。

3.ゼラチンの元（オセイン）は、約2か月間の期間をかけてさらにコラーゲンの純度を高めます。処理が終わるときれいに水洗いした後、お湯を注ぎ、高品質のゼラチンを抽出していきます」

こうしてできたゼラチンをろ過や濃縮することで精製度を高め、高温・短時間で殺菌した後、乾燥させます。そして、乾燥させたゼラチンを細かく砕いて粉末状にしたものが［クックゼラチン］です。この製品も1袋5gに小分けされています。5gのうち4・6gがコラーゲンです。添加物は使われていません。値段は、6袋入り（30g）が168円（税別）、写真の13袋入り（65g）が386円（税込み）でした。

これを食べなさい！

粉末ゼラチン❸

ニッタクラシックス ニューシルバー 顆粒ゼラチン

新田ゼラチン

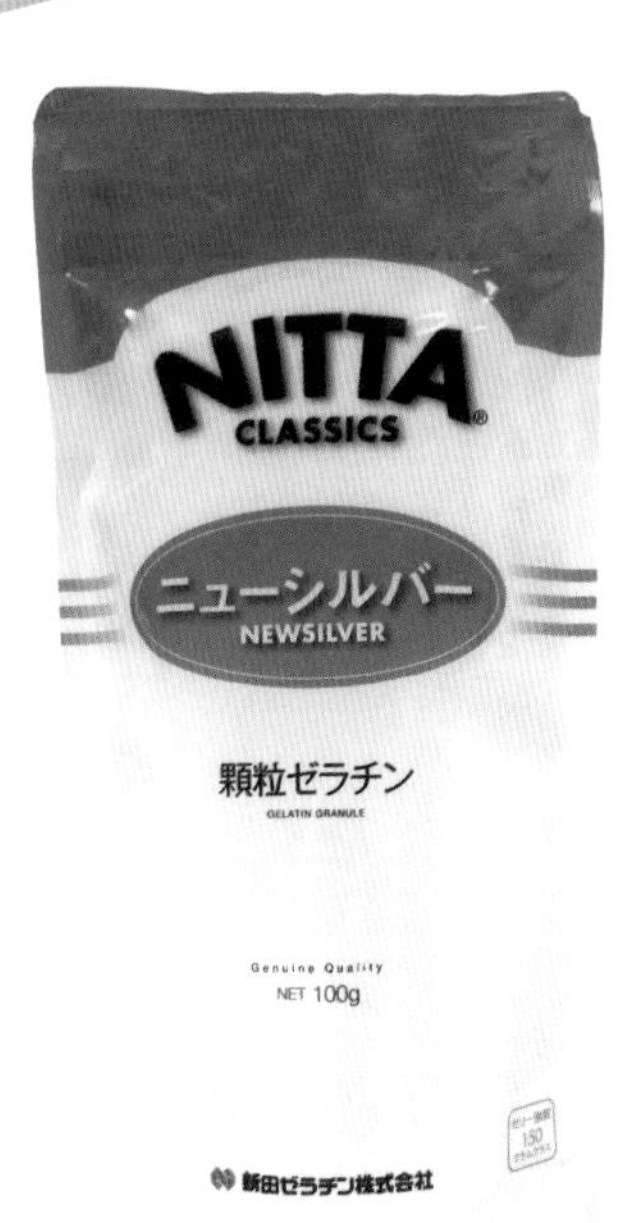

顆粒状でお湯に溶けやすいため
さまざまな料理、
飲み物に活用できる。

名称	ゼラチン
内容量	100g
保存方法	高温・多湿・直射日光を避け、常温で保存して下さい
販売者	新田ゼラチン（大阪市浪速区）

栄養成分表示
（100gあたり）

エネルギー	357kcal
たんぱく質	89g
脂質	0g
炭水化物	0g
食塩相当量	0.5～1.6g

前の［ゼライス］や［クックゼラチン］は粉末状（パウダー状）ですが、この製品は顆粒状であり、その点が大きな違いです。

パッケージには、「独自製法により直接お湯に振り入れて溶かせます」と書かれています。顆粒状にすることによって、お湯に溶けやすくしているわけです。

また、次のようにも書かれています。

「味やにおいが少ないので、用途を選ばず幅広いメニューにお使いいただけます」

確かににおいはほとんど感じられません。その点では、さまざまな料理に使えるでしょう。

使用方法としては、「50～60℃に温めたジュースやコーヒーに直接加えて、よくかき混ぜて溶かし、冷やして固めて下さい」とあります。

これは、フルーツゼリーやコーヒーゼリーの作り方です。このほか、溶けやすいので、お茶やお湯に直接入れたり、カフェオレ、みそ汁、温めた牛乳、あるいはコーヒーなどにも、直接溶かし込んで摂ることができるでしょう。

値段は、1袋（100g）が650円（税別）でした。

ゼラチン

Vマーク バリュー プラス

八社会

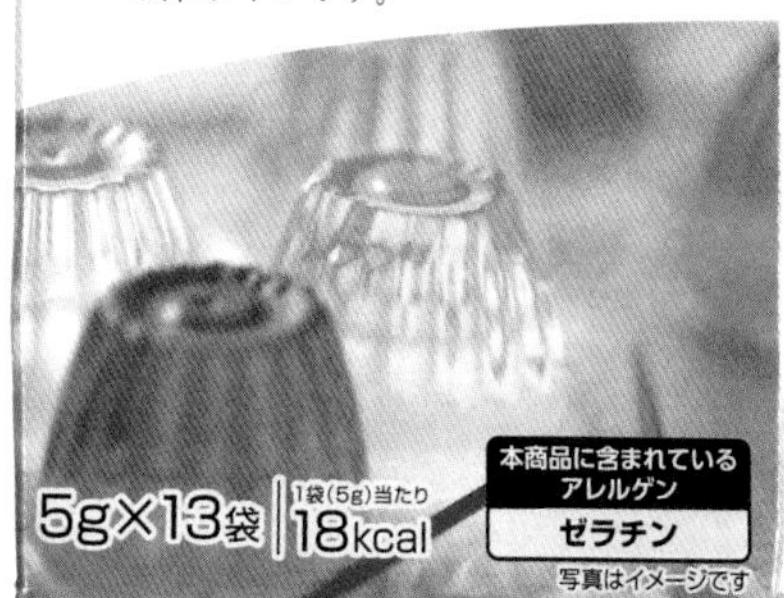

私鉄系スーパー8社が出資する八社会が発売している無添加のゼラチンパウダー。

名称	粉末ゼラチン
原材料名	ゼラチン(外国製造、国内製造)
内容量	65g(5g×13袋)
保存方法	直射日光、高温多湿を避けて保存してください
販売者	朝日(神奈川県川崎市)
発売元	八社会(東京都渋谷区)
加工所	トーカイ・パッケージングシステム(神奈川県海老名市)

栄養成分表示
(1袋5gあたり)

エネルギー	18kcal
たんぱく質	4.4g
脂質	0g
炭水化物	0g
食塩相当量	0.05g
コラーゲン	4450mg

この製品は、八社会という会社が発売しているゼラチンパウダーです。

八社会とは、私鉄系スーパー8社（小田急商事、京王ストア、京成ストア、京急ストア、相鉄ローゼン、東急ストア、東武ストア、松電商事〈現・デリシア〉）の共同出資により、設立された会社です。

［Vマーク バリュー プラス　ゼラチン］のパッケージには、「ゼラチンはコラーゲン（豚）由来たんぱく質を抽出精製して作られています」とあります。豚の骨や皮などのコラーゲンを原料としているようです。添加物は使われていません。

また、「コラーゲンたっぷり、使いやすい顆粒タイプです」ともあります。

発売元は八社会となっており、販売者は朝日という会社で、加工所は、トーカイ・パッケージングシステムとなっています。

1袋が5ｇに小分けされていて、コラーゲンを4・45ｇ含んでいます。値段は、1箱が13袋入り（65ｇ）で360円（税別）でした。

これを飲みなさい！

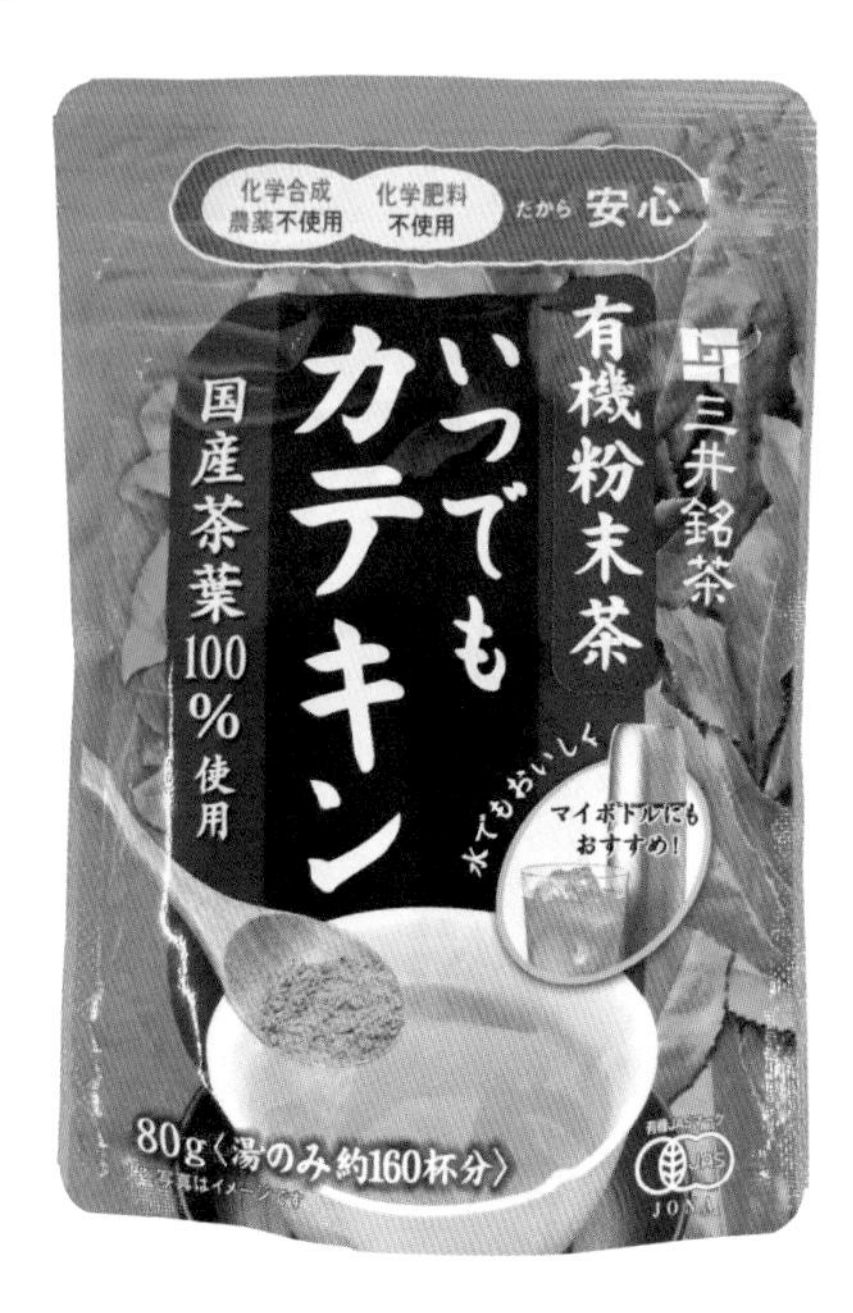

有機粉末茶 いつでもカテキン

三井農林

緑茶には中性脂肪と
悪玉コレステロールを下げる効果あり。
粉末茶なら、効果的に成分を摂取できる。

名称	有機粉末茶
原材料名	有機緑茶（日本）
内容量	80g
保存方法	直射日光及び高温多湿を避けて保存
販売者	三井農林（東京都港区）

栄養成分表示
（1杯分0.5gあたり）

エネルギー	2kcal
たんぱく質	0.13g
脂質	0.03g
炭水化物	0.3g
食塩相当量	0g
カフェイン	0.01g

有機栽培によって作られた緑茶を粉末状にしたものです。パッケージには、次のように書かれています。

「茶葉をまるごと食べる粉末茶。だから有機栽培にこだわりました。化学合成農薬や化学肥料を3年以上使用していない茶畑で栽培され、茶畑から加工・包装されるまで全ての工程で農林水産省の登録認証機関から有機ＪＡＳ規格の認証を受けたお茶です」

かなり自信のありそうな書き方です。有機農産物については、農水省に登録された認証機関が認めないと「有機」という表示ができません。この製品は、その認証機関の認証を受けているということです。

パッケージでは、「ティースプーン１／２杯（約０・５ｇ）を湯飲みに入れ、お湯（約１００ml）を注いでよくかき混ぜればでき上がりです」と、湯飲みに粉末茶を直接入れて飲むことを勧めています。この飲み方だと、80ｇで約１６０杯分飲めることになります。このほうが急須を使うよりも手間がかからず、緑茶に含まれるカテキンをすべて摂れるのでいいかもしれません。ただ、粉末茶が多少溶けにくいので、私は急須に入れてお湯を注いで飲むようにしています。ちなみに、茶カテキンは、１袋80ｇあたり10・８ｇ含まれているとのこと。１袋（80ｇ）が９４８円（税込み）でした。

伊藤園 有機粉末茶 手軽にカテキン……伊藤園

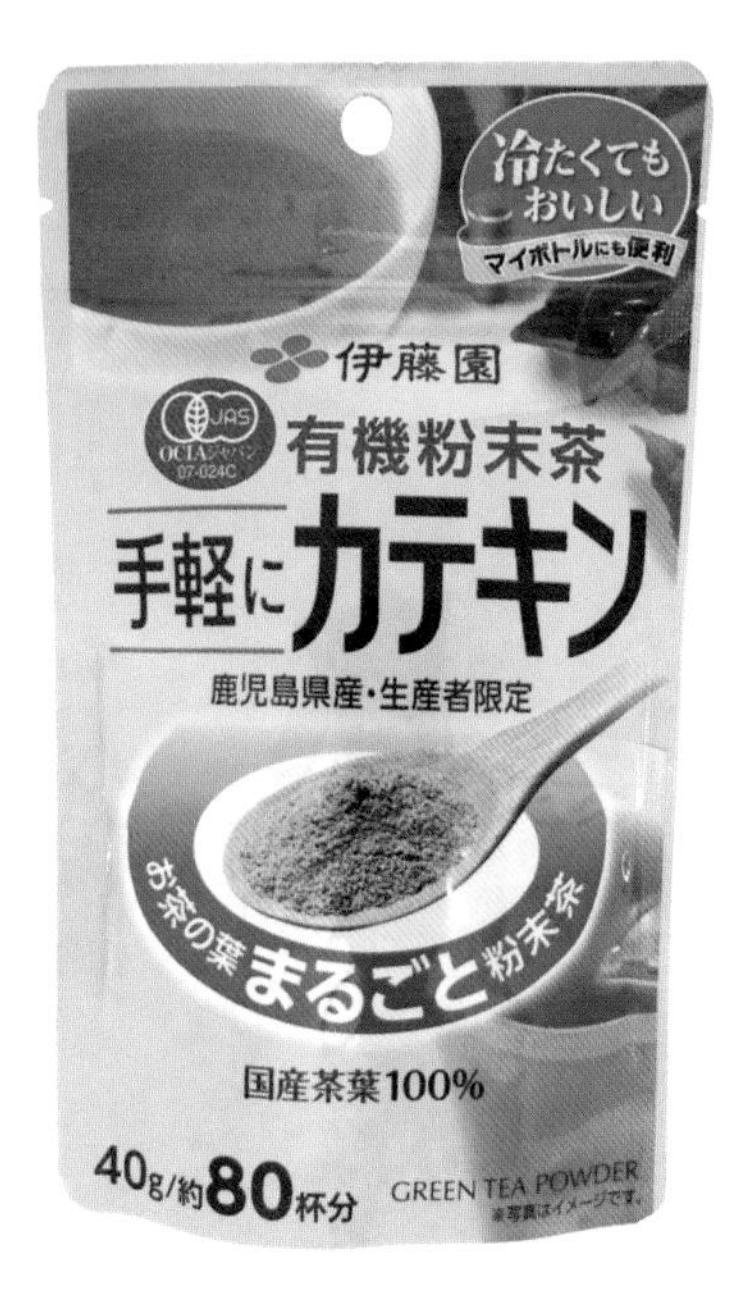

老舗メーカーが有機栽培のお茶を粉末茶に仕立てた製品。

名称	有機緑茶
原材料名	有機緑茶（鹿児島産）
内容量	40g
保存方法	高温多湿の場所を避けて保存してください
加工者	伊藤園（東京都渋谷区）

「お～いお茶」で知られる伊藤園が販売している有機の粉末緑茶です。

パッケージには、「お茶の葉まるごと粉末茶」と大きく表示されています。「国産茶葉１００％」、「40ｇ／約80杯分」ともあります。

また裏面には、次のように書かれています。

「農林水産省の登録認定機関より、茶畑から仕上げ加工・包装まで認定を受けたお茶です。３年以上の間、有機ＪＡＳ規格で認められていない農薬や化学合成肥料を使用していない茶畑で育まれました」

三井農林の「有機粉末茶　いつでもカテキン」を意識して作られた製品のようで、１００mlのお湯または水に粉末茶をティースプーン１／３杯（約０・５ｇ）を直接入れてかき混ぜ、飲むことを推奨しています。これなら含まれる茶カテキンをすべて摂取することができます。

値段は1袋（40ｇ）が５００円（税別）でした。なお、なぜか栄養成分表示がありません。きちんと表示してもらいたいものです。

これを飲みなさい！

有機栽培 粉末緑茶 静岡県産

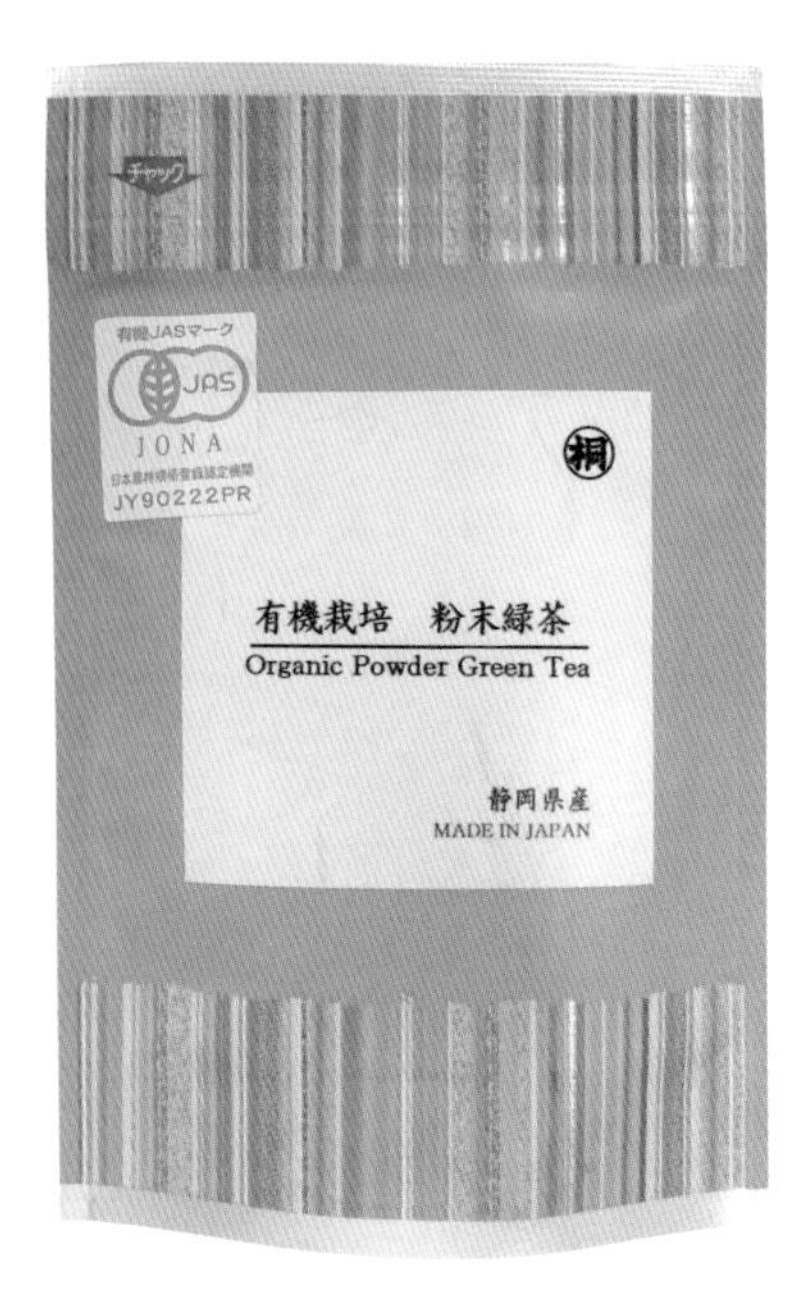

葉桐

静岡市の葉桐が製造する粉末緑茶。
有機JASマーク取得製品。

名称	有機粉末緑茶
原材料名	有機緑茶（静岡県産）
内容量	40g
保存方法	高温多湿を避け、移り香にご注意ください
製造者	葉桐（静岡市）
加工所	アルトス（静岡県藤枝市）

栄養成分表示
（1杯0.7gあたり）

エネルギー	2.3kcal
たんぱく質	0.2g
脂質	0.03g
炭水化物	0.31g
食塩相当量	0g

お茶の本場である静岡市にある葉桐という会社が製造している有機粉末緑茶です。

一般に有機の野菜や穀物は、次の条件を満たさなければなりません。
1．堆肥などによる土作りを行ない、種まきや植え付けをする以前の2年以上（多年生作物の場合は、3年以上）、さらに栽培期間中に化学的に合成された肥料および農薬を使用しない。
2．遺伝子組み換え作物の種子や苗は使用しない。
ちなみに、お茶は多年生作物にあたります。栽培者は右記の条件を守ったうえで、農林水産省に登録した認証機関によって、それが認証されなければなりません。これによってはじめて製品に「有機ＪＡＳマーク」を表示することができ、「有機」という言葉を使うことができるのです。この製品の場合、認証団体である日本農林規格登録認定機関によって、これらの条件を満たしていることが認定されています。

なお、パッケージには次のように書かれています。

「ティースプーンに軽く1杯分を、カップに入れます。お湯または水を入れ、良くかき混ぜれば出来上がり。お好みで濃さを調整してお楽しみください」

値段は1袋（40ｇ入り）が500円（税別）でした。

これを飲みなさい！

トップバリュ グリーンアイ オーガニック 鹿児島県産 粉末茶

イオン

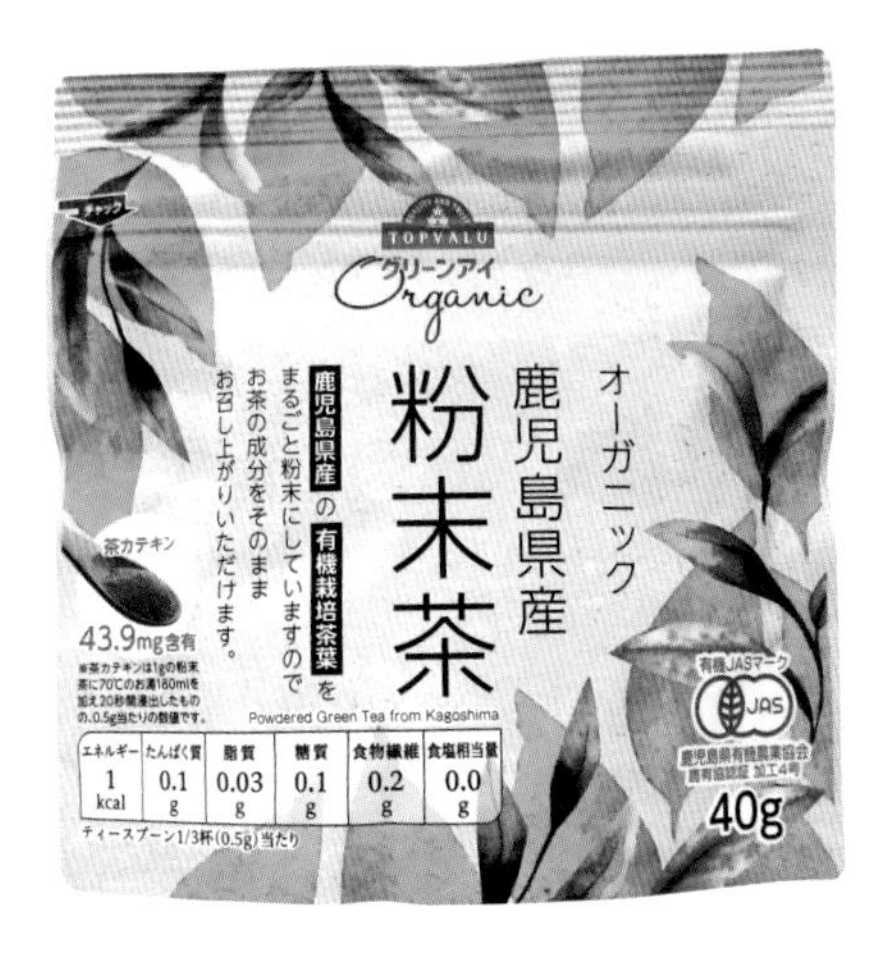

イオンで手軽に買える、
鹿児島県産の有機栽培茶を
丸ごと加工した粉末茶。

名称	有機粉末茶
原材料名	有機緑茶（鹿児島県）
内容量	40g
保存方法	直射日光、高温多湿を避け、移り香にご注意ください
販売者	イオン（千葉市）
製造所	鹿児島製茶（鹿児島市）

栄養成分表示
（ティースプーン1/3杯0.5gあたり）

エネルギー……1kcal
たんぱく質……0.1g
脂質……0.03g
炭水化物……0.3g
（糖質　0.1g、食物繊維　0.2g）
食塩相当量……0.0g
茶カテキン……43.9mg

イオンのトップバリュ グリーンアイシリーズの製品です。イオンによると、「トップバリュ グリーンアイは、人の健康と、環境への優しさを心から願って、私たちが心から［快適］な生活ができるように、持続可能な社会につながるような、そんな商品づくりを目指しています」とのこと。この理念に基づき製品作りが行なわれているようです。製品のパッケージには、「鹿児島県産の有機栽培茶葉をまるごと粉末にしていますのでお茶の成分をそのままお召し上がりいただけます」と書かれています。ちなみに、有機の認証団体は鹿児島県有機農業協会です。

また「茶カテキン43・9mg含有」とも書かれています。この値は、1g（1000mg）の粉末茶に70℃のお湯180mlを加え、20秒間浸出したものの、0・5gあたりの量だといいます。1回分のお茶に使う粉末茶の量は0・5gで、ティースプーン1／3杯分にあたります。1袋（40g入り）が498円（税別）でした。

このほか、［トップバリュ グリーンアイ オーガニック鹿児島県産緑茶］という製品もあります。こちらは鹿児島県産の有機栽培茶葉を使用し、有機緑茶に有機粉末緑茶を加えたもの。急須を使って通常のお茶と同様に淹れることで、粉末茶が溶け込むということです。値段は1袋（100g）が598円（税別）でした。

これを飲みなさい!

鹿児島県産 有機緑茶 深蒸し茶

小野園

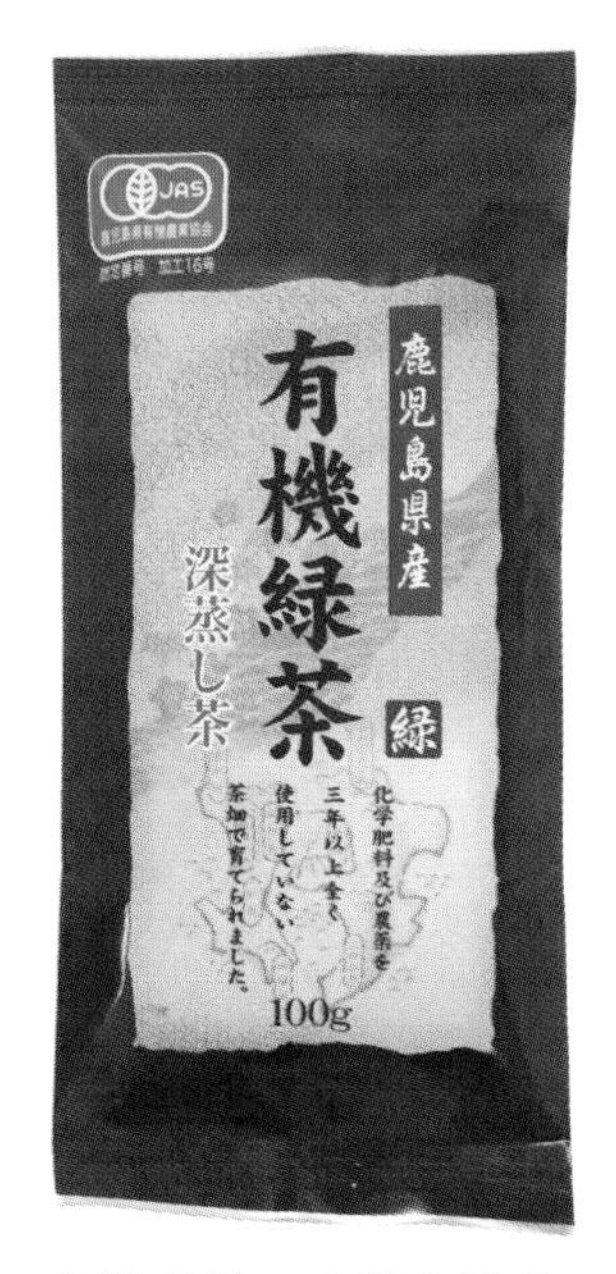

有機栽培のお葉を焙煎。
茶葉を蒸す時間を長くすることで
濃い緑とまろやかな味を引き出す。

名称	有機煎茶
原材料名	有機緑茶
原料原産地名	鹿児島県
内容量	100g
保存方法	高温・多湿を避け移り香にご注意下さい
製造者	JAかごしま茶業（鹿児島市）
販売者	小野園（東京都墨田区）

有機栽培されたお茶を焙煎して、煎茶にした製品です。パッケージには次のように書かれています。

「化学肥料及び農薬を三年以上全く使用していない茶畑で育てられました」

この製品の場合、鹿児島県有機農業協会によって、有機栽培されたお茶であることが認証されています。

「深蒸し茶」とは、生茶葉から煎茶を作る際に蒸す時間を1～3分程度と長くする製造法のことです。

ちなみに、一般的な蒸し時間は30～40秒です。蒸し時間を長くすることで渋みが抑えられ、急須で淹れた際に濃い緑のまろやかなお茶になるといいます。確かにそうした味わいのお茶になっていると思います。

値段は1袋（100g）が613円（税込み）でした。有機栽培されたお茶ですが、値段は高くないので通常のお茶の感覚で飲むことができると思います。

これを食べなさい！

明治ブルガリアヨーグルトLB81プレーン

……明治

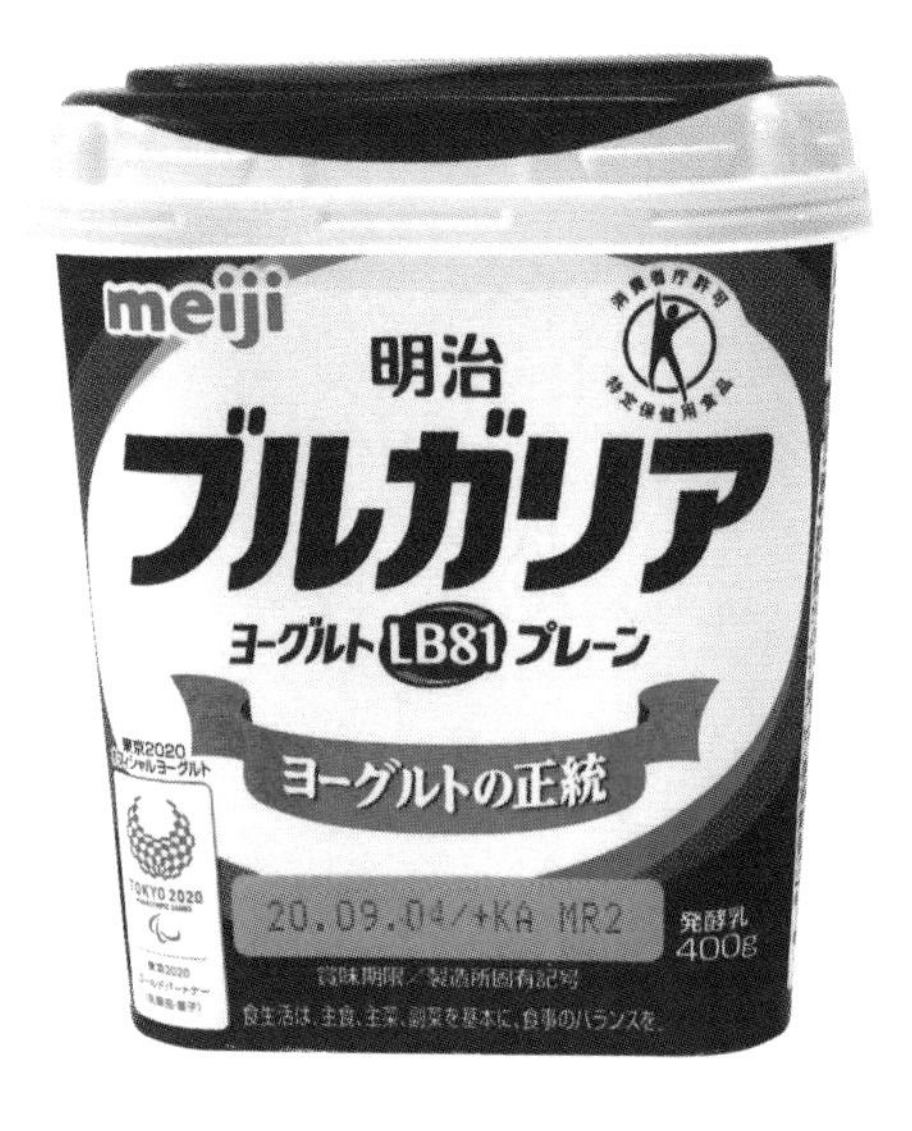

トクホ認定のプレーンヨウーグルト。
毎日食べて腸内環境を整えれば、
免疫力アップも期待できる！

種類別	発酵乳（無脂乳固形分9.5%、乳脂肪分3.0%）
原材料名	生乳、乳製品
内容量	400g
保存方法	10℃以下で保存してください
製造者	明治

栄養成分表示（100gあたり）

エネルギー	62kcal
たんぱく質	3.4g
脂質	3.0g
炭水化物	5.3g
食塩相当量	0.13g
カルシウム	109mg

代表的なプレーンヨーグルトです。原材料は、生乳（牛から搾ったままの乳）と乳製品（生乳を原料として作られるクリームや脱脂乳、脱脂粉乳など）のみで、添加物は使われていません。「お腹の調子を整える」というトクホ（特定保健用食品）です。

パッケージには次のように書かれています。

「許可表示：ＬＢ81乳酸菌の働きにより、腸内細菌のバランスを整えて、おなかの調子を良好に保ちます」

１日あたりの摂取目安量は１００ｇです。１日にこれだけ食べると、お腹の調子が整えられるというわけです。

ちなみに、「まろやか丹念発酵／あらかじめ酸素を減らし、低温で丹念に発酵することで、まろやかな風味を実現する独自製法です」とも書かれています。

実際に人間に食べさせる試験によって、便秘が改善されるという結果が得られています（113ページ参照）。もちろん、ふつうのヨーグルトとして食べることができます。

また、不足しがちなカルシウムの補給にも役立ちます。

値段は１個（４００ｇ）が１４９円（税別）でした。

これを食べなさい！

森永 ビヒダス プレーンヨーグルト ビフィズス菌BB536

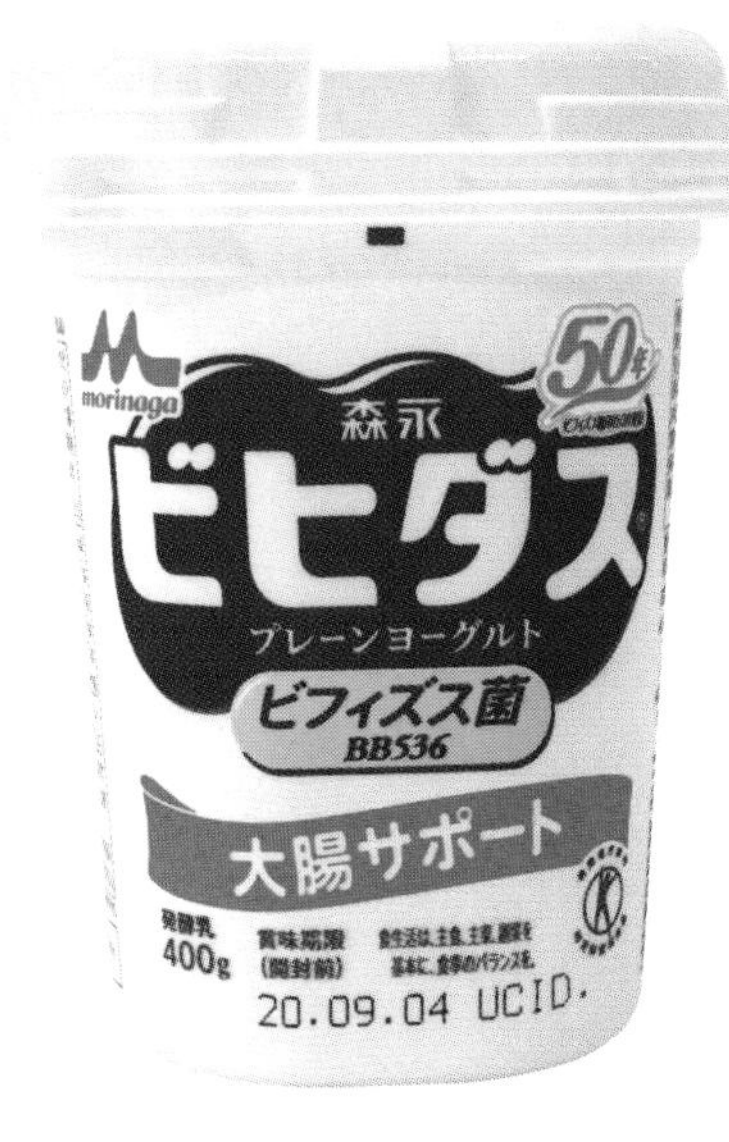

……森永

赤ちゃんのお腹に棲んでいる
ビフィズス菌を配合した、
“お腹の調子を整える”
トクホ製品。

種類別	発酵乳（無脂乳固形分9.5%、乳脂肪分3.0%）
原材料名	生乳、乳製品
内容量	400g
保存方法	要冷蔵10℃以下
製造者	森永乳業（東京都港区）

栄養成分表示（100gあたり）

エネルギー	65kcal
たんぱく質	3.7g
脂質	3.1g
炭水化物	5.5g
食塩相当量	0.13g
カルシウム	120mg

乳児の腸内には、善玉菌であるビフィズス菌がたくさん棲息しています。しかし、年齢を重ねるとともにビフィズス菌の割合は減っていってしまうのです。パッケージには、次のように書かれています。

「森永ビヒダスヨーグルトには、健康な赤ちゃんから発見されたビフィズス菌BB536が配合されています。おなかの健康を考えて、選び抜かれたビフィズス菌です」

この製品も「お腹の調子を整える」というトクホであり、パッケージには次のように表示されています。

「許可表示：このヨーグルトは生きたビフィズス菌（ビフィドバクテリウム・ロンガムBB536）を含んでいますので、腸内のビフィズス菌が増え、腸内環境を良好にし、おなかの調子を整えます」

1日の摂取目安量は100gですが、「お好みにより目安量以上お召しあがりいただけます」とも書かれています。

このヨーグルトを人間に食べさせた試験では、腸内環境の改善や排便数の改善が認められています（115ページ参照）。また、カルシウムの補給にも役立ちます。

値段は1個（400g入り）が128円（税別）でした。

これを食べなさい！

プレーンヨーグルト 3

小岩井 生乳100%ヨーグルト

小岩井乳業

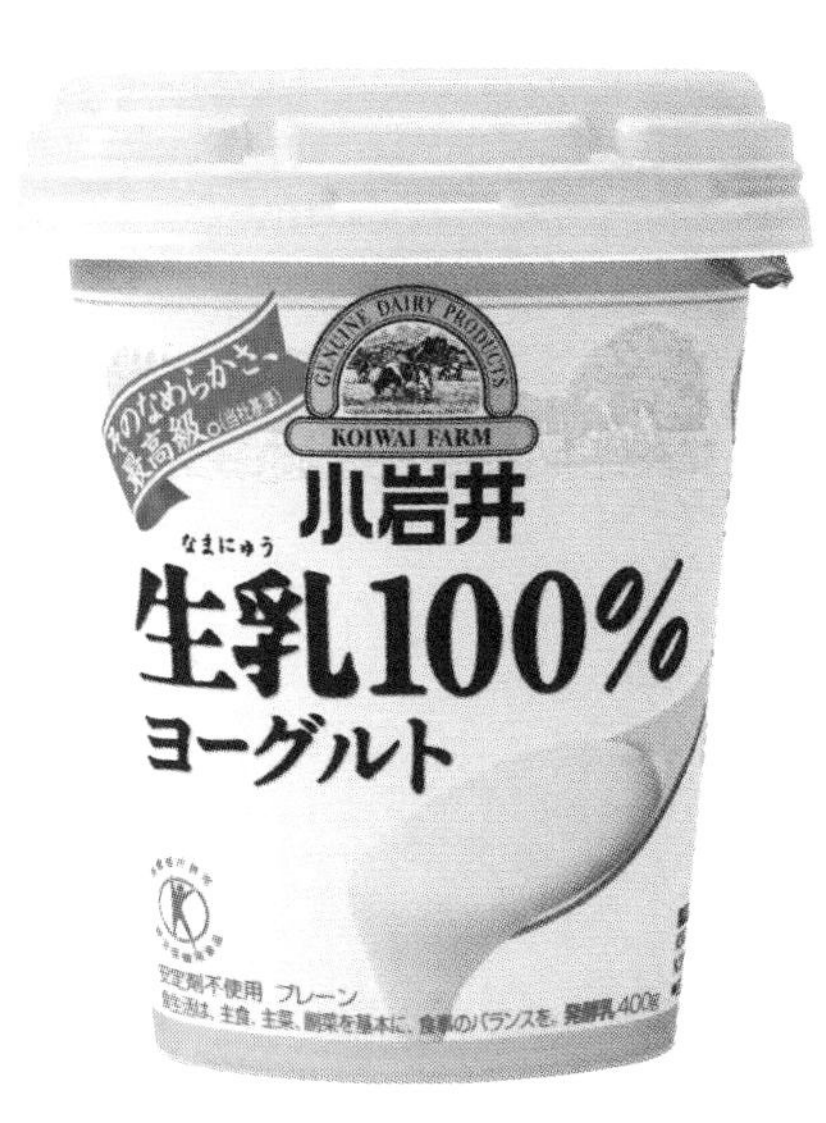

生乳のみを原材料に作られた、
酸味が少なくなめらかな舌触りの
食べやすいヨーグルト。

種類別	発酵乳（無脂乳固形分8.3%、乳脂肪分3.5%）
原材料名	生乳（国産）
内容量	400g
保存方法	要冷蔵10℃以下
製造者	小岩井乳業（東京都千代田区）

栄養成分表示（100gあたり）

エネルギー	65kcal
たんぱく質	3.2g
脂質	3.8g
炭水化物	4.6g
食塩相当量	0.12g
カルシウム	110mg

原材料は生乳のみで、添加物は一切使われていません。パッケージには、「生乳だけをじっくりと発酵させた、酸味の少ないなめらかなおいしさ」と書かれています。実際その通りで、生乳１００％のためか舌触りがなめらかで、本当に酸味の少ない、おいしいヨーグルトに仕上がっています。プレーンですが、そのまま十分食べられます。

この製品も、「お腹の調子を整える」というトクホであり、パッケージには次のような表示があります。

「許可表示：生きたビフィズス菌（ビフィドバクテリウム・ラクティスＢＢ-12）の働きにより腸内の環境を改善し、おなかの調子を良好に保ちます」

このヨーグルトを人間に食べさせた試験で、腸内環境の改善や便秘の改善などが認められています（116ページ参照）。また、カルシウムの補給にも役立ちます。

値段は1個（４００g入り）が２０８円（税別）と、「明治ブルガリアヨーグルトＬＢ81プレーンヨーグルト」や「森永ビヒダスＢＢ５３６プレーンヨーグルト」に比べると、やや高めでした。

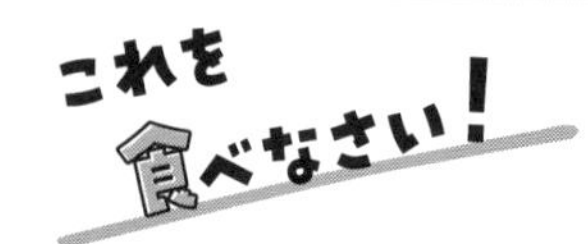

明治プロビオヨーグルトR-1低脂肪……明治

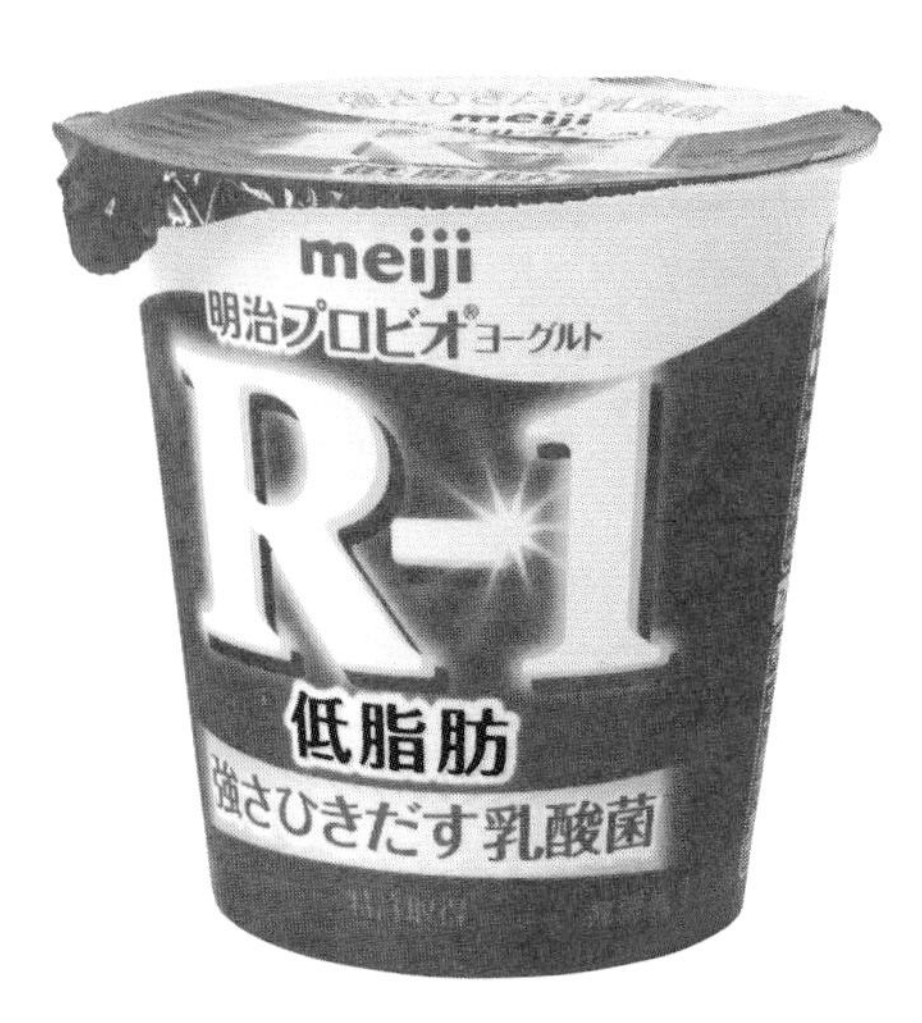

人気の［R-1］シリーズ。
甘味料が使われていない
［低脂肪］の製品がオススメ。

類別名	発酵乳（無脂乳固形分10.0%、乳脂肪分1.5%）
原材料名	生乳、乳製品、砂糖、乳たんぱく質
内容量	112g
保存方法	10℃以下で保存してください
製造者	明治（東京都中央区）

栄養成分表示
（1個112gあたり）

エネルギー	76kcal
たんぱく質	4.2g
脂質	1.6g
炭水化物	11.3g
食塩相当量	0.13g
カルシウム	134mg

この製品には添加物が使われていません。なお、乳たんぱく質とは、乳から得られたたんぱく質であり、安全性に問題はありません。安心して食べることができます。パッケージには「強さひきだす乳酸菌」と大きく表示されています。トクホでも、機能性表示食品でも、あるいは医薬部外品でもないため、機能や効能を表示することはできません。そのため、このようなあいまいな表示になっているのです。ただし、多くの人は、「免疫力を高める」という意味であることはわかっているようです。この製品も、カルシウムの補給にも役立ちます。

ちなみに、通常の「明治プロビオヨーグルト」は、オススメできません。天然甘味料のステビアが使われているからです。ステビアは、南米原産のキク科・ステビアの葉から抽出した甘味成分です。１９９９年にＥＵ（欧州連合）委員会は、ステビアが体内で代謝してできる物質（ステビオール）が動物のオスの精巣に悪影響を与え、繁殖毒性が認められたとの理由で、使用を認めないことを決めました。その後、もう一度安全性について検討が行なわれ、同委員会は、２０１１年12月から、体重１kgあたり４mg以下の摂取に抑えるという条件付きで使用を認めたのです。

値段は、１個（１１２g入り）が、１２９円（税別）でした。

これを飲みなさい！

ココア ①

森永ココア 純ココア

森永製菓

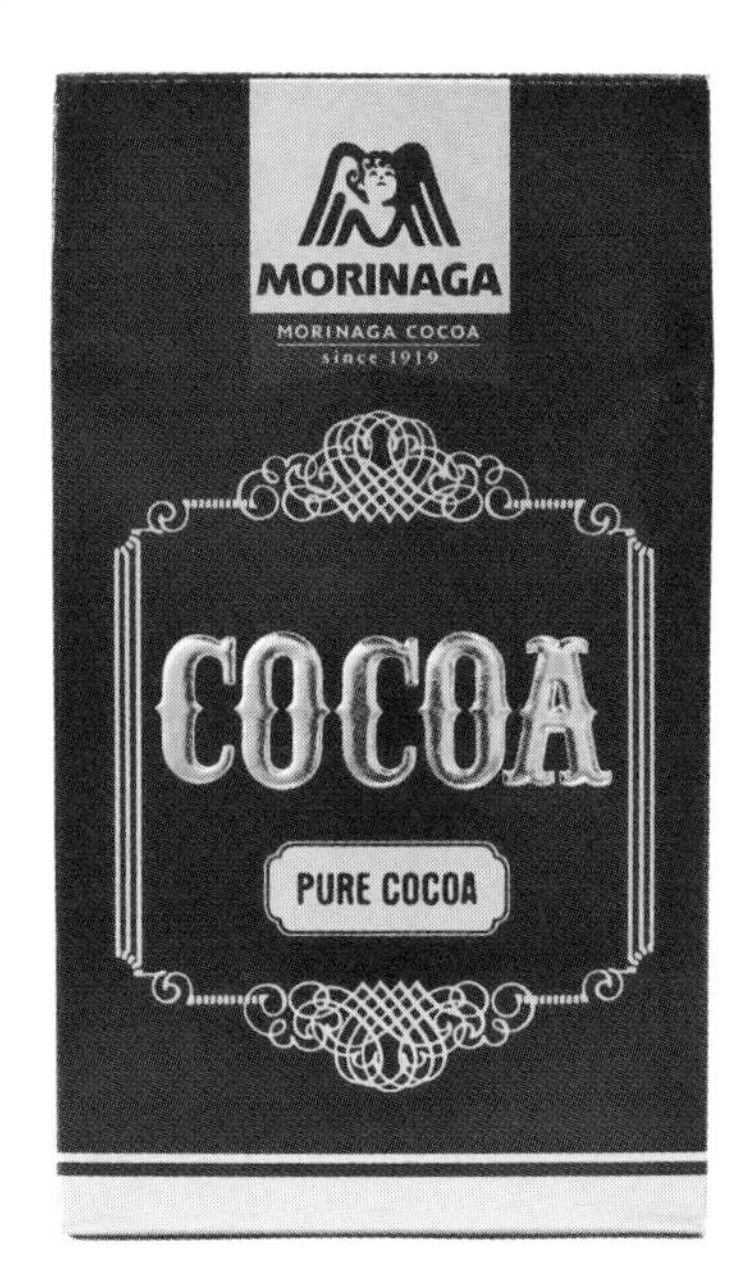

森永のロングセラー商品。ココアは便通をよくし、免疫力を上げる効果もある！

名称	ココア（ココアバター22～24％）
原材料名	ココアパウダー
内容量	110g
保存方法	直射日光・多湿を避けて28℃以下で保存してください
原産国名	オランダ
販売者	森永製菓（東京都港区）
加工所	井村屋フーズ・中原工場（愛知県豊橋市）

栄養成分表示（1杯5gあたり）

エネルギー……18kcal
たんぱく質……1.1g
脂質……1.2g
炭水化物……2.1g
（糖質 0.7g、食物繊維 1.4g）
食塩相当量……0.001～0.007g
ポリフェノール……180mg

私が2年間以上飲み続けているココアパウダーです。原材料はココアパウダーのみで砂糖も添加物も使われていません。値段は110g入りで375円（税込み）です。箱には「日本では森永が最初にココアを作りました」と書かれています。森永製菓のココア作りの歴史は長いようです。また、「ココアはカカオ豆から作られ、天然の食物繊維を含んだ身体に優しい飲みものです」とも書かれています。

ココアの作り方はいたって簡単です。コーヒーカップに小さじ約2杯分のココアパウダーを入れ、お湯を少し注ぎ、小さじで混ぜてペースト状にします。いきなりお湯をたくさん入れると、溶けにくいのです。ペースト状になったら、さらにお湯を注ぎながら混ぜます。

お湯の代わりに温めた牛乳を注ぐといっそうおいしいようです。好みで砂糖を入れるのもよいでしょう。ただし、入れすぎないように注意してください。

私はコーヒーカップにココアパウダーとゼラチンパウダーを入れて、それらをペースト状にしてお湯を注いでいます。ココアの成分とゼラチンを一緒に摂れるので、一石二鳥です。基本的に砂糖は入れませんが、甘いココアが飲みたくなったときは、きび砂糖を加えています。ショ糖のほかにミネラルなどが含まれているからです。

これを飲みなさい!

バンホーテン ピュアココア

片岡物産

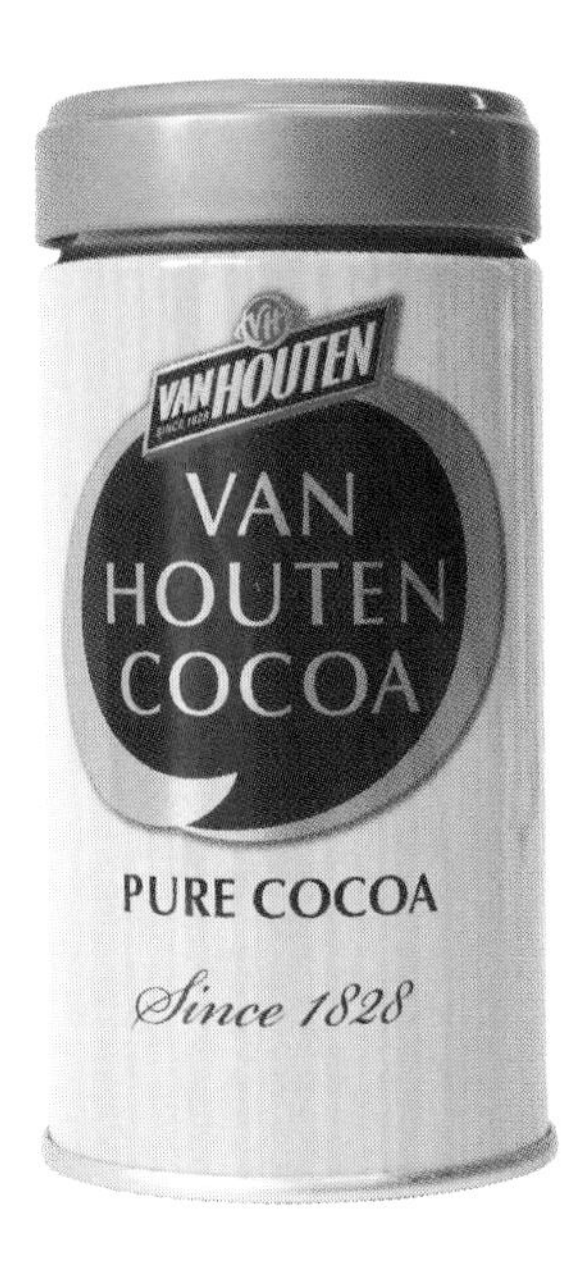

世界で愛されている高級ココア。なめらかなココアパウダーはポリフェノールもたっぷり。

名称	ココアパウダ (ココアバター22～24%含有)
内容量	100g
保存方法	直射日光を避け、涼しい乾燥したところに保存してください
原産国名	オランダ
販売者	片岡物産（東京都港区）
加工所	片岡食品（京都府宇治市）

栄養成分表示
(1杯5gあたり)

エネルギー……21kcal
たんぱく質……1.1g
脂質……1.2g
炭水化物……2.1g
(糖質 0.8g、食物繊維 1.4g)
食塩相当量……0.003g
カカオポリフェノール……220mg

「バンホーテン」は、オランダの食品メーカーです。19世紀前半にココアパウダーを世界で初めて作ったことで知られる世界的企業です。森永製菓よりもずいぶん歴史があることになります。

その世界のバンホーテンのココアパウダーを日本の片岡物産が輸入して販売しているのが、この製品です。やはり原材料はココアパウダーのみで、砂糖や添加物は含まれていません。

栄養成分は、［森永ココア 純ココア］とそれほど変わりませんが、ポリフェノールの量が5gあたり220㎎で、［森永ココア 純ココア］よりも40㎎ほど多めです。また、こちらの製品のほうがパウダーがなめらかで高級感があります。

作り方はコーヒーカップに小さじ約2杯（約5g）のココアパウダーを入れ、お湯を少し入れてペースト状にしてから、さらにお湯を注ぎます。お湯の代わりに温めた牛乳を注いでもかまいません。お好みで砂糖を入れるのもよいでしょう。

こちらの製品は輸入品ということもあってか、100gで375円（税込み）とちょっとだけ高めです。

栄養素を十分に含み、安全性の高い食品を選ぼう

私と3人の執筆者で書いた『買ってはいけない』(金曜日刊)は1999年5月に出版され、200万部を超えるベストセラーとなりましたが、この本では、市販の食品、洗剤、薬、化粧品などを実名で取り上げ、その問題点を指摘しました。それ以降、私は雑誌や単行本、ネットマガジンなどで、この製品は「買ってはいけない」、あの食品は「食べてはいけない」と書き続けてきました。

しかし、すべての製品が「いけない」と言っているわけではないのです。私たちが暮らしていくうえでプラスになるもの、たとえば、体を育む栄養素を十分含んでいて、しかも添加物を使っていない安全性の高い食品などについては、「買ってもいい」と書いています。

私たちは、多かれ少なかれ市販の製品を買い、それを利用することで生活していかなければなりません。ですから、それらをすべて否定することなどできません。それらの中から、自分の体にとって、あるいは生活していくうえでプラスになるような製品を選んでいかなければならないのです。

そんなプラスになるような食品、とりわけ病気を予防してくれて、私自身も日々食べたり飲んだりしている、いわば極めつきの食品を本書では紹介しました。ぜひ参考にしてください。

第1章

美肌や膝痛だけじゃない！
ゼラチンパウダーで血管を強くして、怖い脳出血、くも膜下出血を予防する

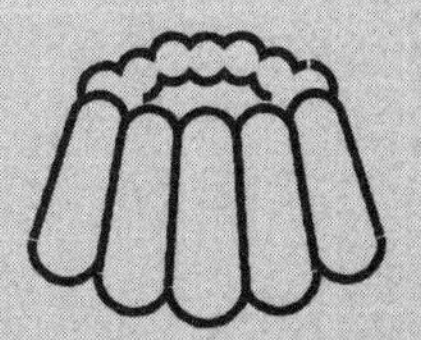

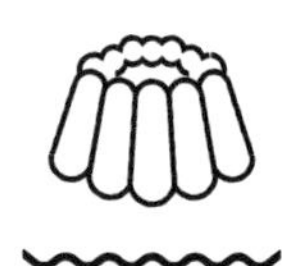

コラーゲンが不足すると血管がもろくなって脳出血などの恐れが！

壊血病という病気をご存知でしょうか？　ビタミンCの不足によって、歯肉や皮膚などの毛細血管が破れて出血し、歯肉炎や貧血、全身倦怠、衰弱などに陥る病気です。昔は遠洋航海をしていた船員に多く発生していました。ビタミンCを含む生鮮野菜や果物を食べることが困難だったからです。

では、なぜビタミンCが不足すると壊血病になるでしょうか？　その答えは、ビタミンCは、体内でたんぱく質の一種であるコラーゲンの生成に欠かせない栄養素だからです。

人間の体で一番多いのは水で、60〜75％が水分です。次に多いのがたんぱく質で15〜20％です。**たんぱく質は体の基本物質といえますが、実はそのたんぱく質のうち約**

30％がコラーゲンなのです。コラーゲンは、皮膚、血管、軟骨、骨、歯、目、腱、内臓など全身に分布していて、体にとって不可欠なものです。とくに皮膚には全コラーゲン量の40％もが存在し、20％は骨や軟骨に、残りは血管や目などに存在しています。このコラーゲンの生成にはビタミンCが必要なのです。

仮にビタミンCが不足して、コラーゲンが十分に作られなかったとします。すると、皮膚や血管、軟骨などへのコラーゲンの供給が減ってしまい、それらの組織に障害が現れることになります。その障害がまず現れるのが、細くてもろい毛細血管なのです。

毛細血管は、内皮細胞と基底膜という組織から構成されています。この基底膜を形作っているのが、実はコラーゲンなのです。毛細血管は、この基底膜によって弾力性を維持しているのですが、ビタミンCが不足することでコラーゲンができにくくなると、基底膜がもろくなってしまいます。

それが進行すると、毛細血管が弾力性を失って破れてしまい、そこから出血が起こります。この出血が、歯茎や皮膚の毛細血管で起こり、歯肉炎や貧血、全身倦怠などを起こした状態が、壊血病というわけです。

つまり、壊血病とは、ビタミンCの不足によって、毛細血管を構成するコラーゲンが十分に作られにくくなり、毛細血管がもろくなって出血する病気なのです。

致死性の高い脳幹出血もコラーゲンの摂取が予防につながる

脳の病気の一つに、「脳幹出血」という、とても怖い病気があります。実はこの病気がコラーゲンと密接に関係していると考えられるのです。

脳幹出血は致死性の高い病気で、芸能界やスポーツ界でも脳幹出血で亡くなっている方がいます。２０１２年10月26日、歌手の桑名正博さんが脳幹出血のために59歳で亡くなりました。

桑名さんは、同年7月15日、大阪市内の自宅で頭痛を訴えて病院に救急搬送されましたが、その際脳幹出血と診断されました。病院に到着したときにはすでに呼吸が停止しており、意識はなかったといいます。病院の担当医が、その夜に記者会見したのですが、「もう手術や積極的な治療はできない」と語っていました。

脳幹は、脳のもっとも奥の部分にあります。脳の手術はもともと難しいのですが、その一番奥にある脳幹は、さらに困難です。しかも、おそらく出血によって脳幹に血があふれていたため、手術もそのほかの治療もできなかったのでしょう。

ちなみに、スポーツ界では、「破壊王」と呼ばれたプロレスラーの橋本真也さんも、やはり脳幹出血によって命を落としています。40歳という若さでした。どんなに体を鍛えても、脳幹出血を起こしたら、助かる見込みは少ないようです。

❏脳の構造

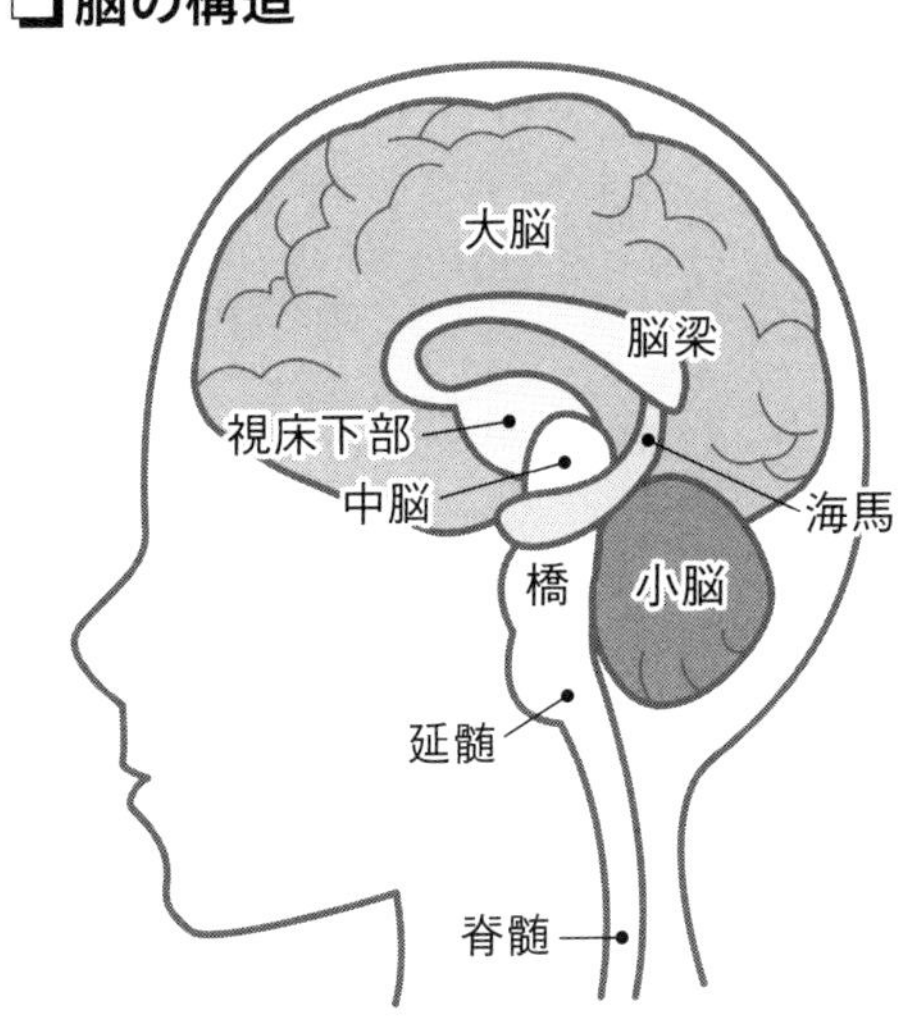

中脳、橋、延髄を合わせて脳幹という。自律機能を制御する重要な部位のため、ここで出血が起こると大事に至ることが多い。

実は私の大学時代の友人も、2003年に脳幹出血で命を落としているのです。彼はある大手化粧品会社の研究所で働いていました。大学時代に同じクラブに入っていたため、そのクラブのOB会で毎年顔を合わせていました。温厚で、口数の少ない人でした。

ところが、ある日の朝、研究所で倒れているのを同僚に発見されたのです。病院に運ばれたのですが、意識を取り戻すことはなく、そのまま帰らぬ人となりました。48歳という若さでした。そうした個人的な経験もあったため、私は脳幹出血については強い関心を持っているのです。

脳幹は、大脳の下に位置する部分にあり、中脳、橋、延髄などから構成され、生命維持にとってもっとも重要な器官です。脳幹は自律神経機能の中枢であり、心臓の鼓動、呼吸、体温調節などをコントロールしています。そのため、脳幹の機能が停止すれば、生命の維持は困難になります。ちなみに、脳幹の機能が停止した状態が脳死です。脳死とは、大脳や小脳が壊死して、それらの機能が失われ、さらに脳幹が壊死した状態のことをいいます。脳幹がダメになって機能を失ってしまうのですから、呼吸が停止してしまいます。ですから、そのまま放っておけばいずれは心臓も停止して、死に至ります。

ただし、人工呼吸器を装着することによって呼吸を物理的に続けると、心臓は停止せずにしばらく動き続けます。それによって全身に血液が回るので、体は生きているのと同じ状態を維持します。これが脳死です。

ところで、脳幹出血は、脳幹の血管が破れて出血するものですが、これは脳幹で起こった壊血病という見方ができます。つまり、脳幹の血管を構成するコラーゲンが十分に供給されなくなり、そこの血管がもろくなって、出血してしまった状態という見方ができるのです。

ですから逆から見れば、**恐ろしい脳幹出血を防ぐためには、体内でコラーゲンが十分作られて、脳幹の血管に十分供給されるようにすることが何より重要なのです。**

私は、桑名さんが脳幹出血で病院に運ばれたというニュースを聞いたとき、「おそらく脳幹の血管がもろくなっていたのだろう」と思いました。そして、もし体内でコラーゲンが十分に作られ、脳幹の血管に供給されてそれが丈夫であったら、脳幹出血は起こらなかったのではないかと感じました。それだけコラーゲンは体の維持、生命の維持にとって重要なたんぱく質であるということです。

脳出血やくも膜下出血は血管がもろくなって起こる

脳幹出血は、脳出血の一つという見方ができます。脳出血にはほかに、脳内の血管が破れて出血する「脳出血」、それから脳を覆うくも膜付近で起こる「くも膜下出血」

があります。いずれも致死性の高い病気です。

これらの怖い病気は、いずれも血管がもろくなって破れることによって起こるわけですから、逆に見ると、血管を破れにくい、丈夫な状態に維持できれば防ぐことができるのです。

血管は脳のほか、全身に張り巡らされていますが、大きく三つに分類することができます。それは、動脈、静脈、毛細血管です。心臓から送り出された血液が流れるのが動脈で、大動脈は直径が3～4㎝もあります。

一方、毛細血管は、直径が5～10㎛（マイクロメートル）（μは１００万分の１）で、各臓器や組織の細胞に酸素と栄養素を供給し、二酸化炭素と老廃物を受け取ります。そして、毛細血管は、心臓へ至る静脈につながります。こうして動脈、毛細血管、静脈によって血液循環が常に行なわれることによって、私たちの生命は維持されているのです。

血液を全身に送り出す動脈は、三層構造になっています。内側のほうから、内膜、中膜、外膜です。内膜の表面には、内皮細胞がタイルのように敷き詰められていて、血液と接しています。

中膜は、平滑筋と繊維質で構成されています。そして、この丈夫な繊維質を作っているのが実はコラーゲンなのです。このほか、たんぱく質の一種のエラスチンも、繊維質を構成しています。

また、一番外側にある外膜も、主にコラーゲンおよびエラスチンから成る繊維質で、血管全体を保護しています。これらによって血管の弾力性が保たれているのです。

静脈も、その構造は動脈と同じで、内膜、中膜、外膜によって構成されています。ただし、動脈に比べて壁は薄くなっています。動脈ほど内側から高い圧力が加わらないためです。

❏毛細血管の構造（連続型）

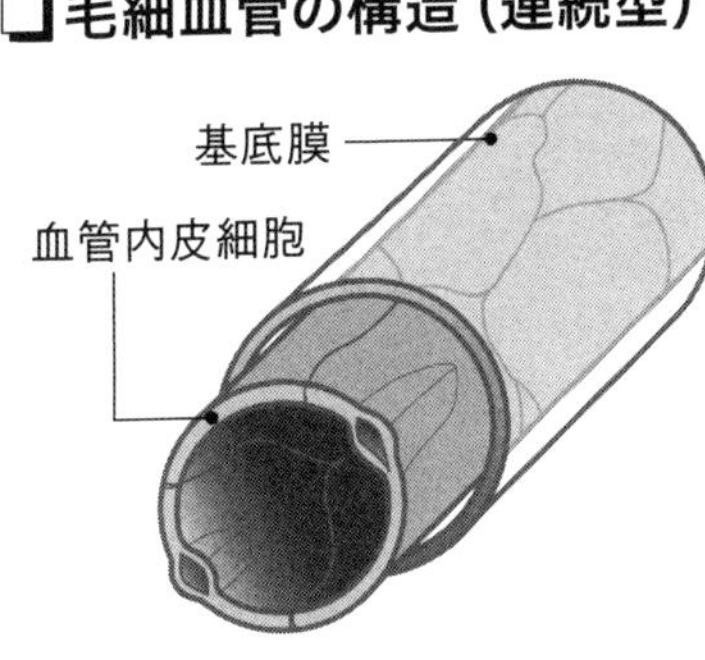

毛細血管は、内皮細胞と、それを取り巻く基底膜からなる。基底膜はコラーゲンから作られている。

一方、毛細血管は、動脈や静脈とは違った構造をしています。というのも、細胞に酸素と栄養素を供給し、逆に二酸化炭素と老廃物を受け入れるため、それをスムーズに行なえるように内皮細胞と基底膜だけから構成されているからです。そして、基底膜が構造的には毛細血管を維持しているのですが、この基底膜もコラーゲンなどによって構成されているのです。

ちなみに、前述のように壊血病は、歯肉や皮膚などの毛細血管が破れて出血する病気ですが、ビタミンCの不足によってコラーゲンが作られにくくなり、基底膜がもろくなって破れて発生します。

以上のように、**動脈、静脈、毛細血管の構造は、いずれもコラーゲンによって維持されているのです。ですから、コラーゲンが体内で十分に作られなくなると、血管はもろい状態になってしまうのです。**

したがって、逆にコラーゲンが十分に作られて血管に供給されれば、血管の繊維質はしっかりした状態となり、血管自体も頑丈なものになります。そうなれば、動脈の場合、血液の強い圧力が加わっても、それに耐えて破れるということはなくなります。

また、毛細血管もコラーゲンで構成される基底膜がしっかりとした状態になるため、破れるということはなくなります。さらに、静脈についても、同じことがいえます。

脳の場合、総頸動脈から血液が流れ込み、脳内の動脈、毛細血管、静脈の順で血液が流れていきますが、それらの血管が丈夫であれば、脳出血、くも膜下出血、そして怖い脳幹出血はいずれも防ぐことができると考えられるのです。

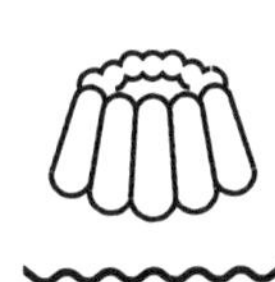

ゼラチンパウダーでたんぱく質・コラーゲンを補給しよう

「体内でコラーゲンが十分作られるためにはどうすればいいのだろう？」と思う人もいるでしょう。その答えは、ゼラチンパウダーを積極的に摂ることです。

コラーゲンはたんぱく質の一種であると前に述べましたが、たんぱく質は、アミノ酸が結合して作られます。人間のたんぱく質を作るアミノ酸は、グリシン、アラニン、バリン、ロイシン、ヒスチジンなど全部で20種類です。

すなわち、人間の体の基礎となっているたんぱく質は、すべてがわずか20種類のアミノ酸で構成されているのです。なお、バリンやロイシンなど8種類のアミノ酸は体内で合成できず、食品として摂取しなければなりません。これらを必須アミノ酸といいます（子どもはヒスチジンも合成できず、これも必須アミノ酸となります）。

ところで、人間の体を構成するたんぱく質のうち約30％を占めるコラーゲンですが、その構成は、アミノ酸の一種のグリシンが約3分の1を占め、プロリンとヒドロキシプロリンというアミノ酸が約20％ずつ、そして、アラニンというアミノ酸が約10％であり、かなり偏っています。体内でコラーゲンがスムーズに作られるためには、これらのアミノ酸が必要となるわけです。

コラーゲンを構成するアミノ酸、すなわちグリシン、プロリン、ヒドロキシプロリン、アラニンですが、これらはどれも必須アミノ酸ではありません。ということは、これらは私たちの体でも作られているのです。ただし、食事によってこれらを積極的に補給してあげたほうが、コラーゲンの原料がより豊富となって、それが盛んに作られるようになると考えられます。そのためには、食べ物からコラーゲンを十分に摂取することが必要です。

なお、コラーゲンはたんぱく質の一種であり、分子量が大きいので、そのまま消化管から吸収されることはありません。しかし、消化管で分解されてグリシンやプロリン、アラニンなどとなり、それらが吸収されて体内でコラーゲンの原料となり、コラーゲンの生成がスムーズになると考えられるのです。

さらに、コラーゲンとともに血管の繊維質を形成しているエラスチンも、主にグリシン、プロリン、アラニンなどで構成されているため、その原料にもなると考えられます。

「では、コラーゲンを摂るためには何を食べればいいのか？」ということなのですが、**コラーゲンは、動物の体に含まれるたんぱく質であり、とくに牛すじ、鶏軟骨、鶏もも肉、鶏皮、豚レバー、豚スペアリブ、ハモの皮、ウナギ、サケの皮などに多く含まれています。**これらを意識して多く食べるようにすればコラーゲンを摂取できるのですが、実際にはなかなか大変です。そこで、**容易に摂取できる食品として私がオススメしたいのが、「ゼラチンパウダー」なのです。**

豚や牛、魚などに含まれるコラーゲンに熱を加えると、その構造が少しだけ変わります。こうしてできたのがゼラチンです。そして、これを乾燥させてパウダー状（粉状）にしたものが、ゼラチンパウダーです。

ゼラチンパウダーは、実質的にはコラーゲンとほとんど変わりません。コラーゲンは、グリシン、プロリン、アラニンなどのアミノ酸で構成されていますが、それを少し分解したゼラチンパウダーには、それらのアミノ酸がそのまま含まれているのです。

ですから、ゼラチンパウダーを食べると、消化管で分解されてグリシンやプロリン、アラニンなどのアミノ酸となり、体内でそれらが原料となって、コラーゲンが生成されやすくなるというわけです。

実は私自身、ゼラチンパウダーを15年近く毎日摂取していますが、さまざまなメリットを実感しているのです。

ゼラチンパウダーで膝の痛みが消えた！

私がゼラチンパウダーを摂るようになったのは、膝の痛みがきっかけでした。それは51歳のときでした。今でもよく覚えているのですが、家の近くの下りの坂道を歩いているときに、突然右膝に痛みを覚えたのです。

さらに、階段を降りるときに強い痛みを感じました。歩く際には、膝の関節には体重の2～3倍、階段を降りる際にはなんと5倍もの力が加わります。そのために、膝に大きな負担がかかって、痛みを覚えたのです。

「51歳で膝に痛みを覚えるとは、早すぎるのでは？」と感じる人もいると思いますが、私は20代の後半からずっと執筆の仕事をしているので、どうしても仕事部屋でパソコンに向かう時間が長いのです。そのため運動不足に陥り、膝の状態も悪くなっていたようです。

そのころ、『週刊金曜日』という雑誌（なお、私の著書でミリオンセラーとなった『買ってはいけない』（共著、金曜日刊）は、この雑誌に連載したコラムを1冊にまとめたものです）に膝痛に関するサプリメントについて執筆していたのですが、膝の関節について調べたところ、関節を形成している軟骨の成分は65〜80％が水分であり、残りは固形成分だけれど、その約半分はコラーゲンであることを知りました。

私のように膝の痛みで悩んでいる高齢者はとても多いですが、そのほとんどは変形性膝関節症によるものです。膝の関節は、関節を形成する骨と骨の間に軟骨が挟まった状態になっていて、その軟骨がクッションの役割をして、関節の動きをスムーズにしています。

ところが、軟骨がすり減って変形してしまうと、骨と骨とが擦れるような状態になってしまい、階段を下りたり上ったり、あるいは歩いたりする際にも膝に痛みを覚えるようになります。これが、変形性膝関節症です。

おそらく若い人で膝に痛みを覚えるという人は、ほとんどいないでしょう。私もそうでした。40代くらいまでは代謝が活発ですから、体を構成する成分が次々に作られます。ですから、コラーゲンも十分に作られて、しっかりした軟骨が維持されて、膝の骨と骨とが擦れあうことはなく、痛みを感じることはないのでしょう。

しかし、高齢になるにしたがって代謝が不活発となり、それにともなってコラーゲンも十分作られなくなってしまいます。その結果、膝の軟骨が薄くなって、骨と骨とが擦れあうようになり、痛みを感じるようになると考えられます。

そこで私は、「膝関節の軟骨をしっかりした状態に戻せばいいのだろう」と考えました。前述のように軟骨の固形成分の約半分はコラーゲンです。それなら、「体内でコラーゲンが生成されやすくすればいいだろう」と考えて、それを実践してみることにしました。つまり、**コラーゲンから作られたゼラチンパウダーを毎日食べることにしたのです。**

ゼラチンパウダーが消化管で分解されてグリシンやプロリンなどのアミノ酸となり、吸収されて、それを原料にコラーゲンが作られることを期待したのです。

この期待は狙い通りでした。**ゼラチンパウダーを摂るようになってからほんの数週**

間で、膝の痛みをあまり感じなくなったのです。

おそらくコラーゲンがたくさん作られて、それが軟骨に供給され、軟骨がしっかりした状態となり、骨と骨とが擦れることが少なくなったのだと考えられます。整形外科や整骨院に通ったわけではありませんし、とくに運動をしたというわけでもありません。ですから、おそらくゼラチンパウダーが効いたのだろうと思いました。

コラーゲンは、体内のたんぱく質の約30％を占めており、皮膚や血管、骨、目、歯、内臓など全身に分布しているため、体内で常に十分に生成されなければなりません。そのため、その原料となるアミノ酸をたくさん必要とするのです。

しかも、コラーゲンのアミノ酸組成は、前述のようにグリシンやプロリン、アラニンなどかなり偏っているため、それらを十分補給してやる必要があるのです。そのためには、ゼラチンパウダーを食べることがもっとも合理的であり、それが功を奏したと考えられるのです。

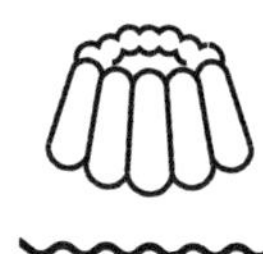

老人の病気・骨粗鬆症にもゼラチンパウダーが効く！

読者の中には「私も歩くときに膝が痛むんだ」という方もいると思います。そんな方はまず変形性膝関節症を疑ってみるとよいでしょう。それほど、この症状は中高年に多いのです。

その主な症状は、「歩くときに膝が痛み、とくに階段を下りたり上ったりするときに痛む」「膝が曲がりにくくなり、正座ができない」「膝が完全に伸ばせない」「歩いた際に膝がぎしぎし音がする」などというものです。

歩くときや坂道を下ったとき、あるいは階段の上り下りに痛みが増幅されて、ひどい場合は歩行が困難になってしまいます。そのため、思うように外出できなくなるケースもあります。

変形性膝関節症の主な原因は、老化と肥満とされています。一般に50代以上の肥満気味の女性に多いとされ、男性の場合は60代からが多いといわれています。しかし、生活環境によっては、私のように50代前半でも起こるのです。

この症状は、膝の関節軟骨がすり減ったり、変形したりして起こるものですから、結局のところ、膝関節が正常な状態に戻れば痛みも発生しないはずです。そのためには、常に軟骨が十分に形成されればよいわけです。

その一つの方法が、軟骨の固形成分の半分を占めるコラーゲンの生成をしやすくしてやることであり、具体的にはゼラチンパウダーを毎日食べるということなのです。

私はゼラチンパウダーを食べるようにしたところ、しだいに膝の痛みがとれていったので、出版関係者で高齢の方数人にもゼラチンパウダーを勧めました。やはり膝などに不調を抱えている人が多いからです。

すると素直にゼラチンパウダーを摂るようになり、「膝や腰の痛みが楽になった」「体の調子がよくなった」と言って、とても喜んでもらえました。そんな中の一人は、「体調がよくなって、仕事の意欲も増した」とも言っていました。

ところで、コラーゲンは軟骨だけでなく、通常の骨にも多く含まれています。骨は、骨基質にリン酸カルシウムなどが沈着して形成されていますが、骨基質の大部分がコラーゲンなのです。

最近、高齢者の間で骨粗鬆症（こつそしょうしょう）になる人が増えています。おそらく、「私も骨粗鬆症と診断された」という人もいると思います。

骨粗鬆症とは、骨にスが入ったようにスカスカの状態になってしまい、それによって骨の強度が低下して、骨折しやすくなる症状です。実は、骨は常に新陳代謝を繰り返しています。すなわち、古い骨は壊れて、新しい骨が作られているのです。

しかし、年齢を重ねるとともに骨が作られにくくなり、骨密度は減っていき、とくに50歳を超えると低下していきます。女性の場合、閉経後に急激に低下します。女性ホルモンの分泌量が急激に減ることで骨の破壊が高まって、骨形成が追い付かなくなり、骨がもろい状態になってしまうためです。

したがって、骨粗鬆症を防ぐためには、カルシウムの摂取量を増やして、骨への供給をスムーズにしてやる必要があるのです。また、ビタミンDを摂ることも必要です。ビタミンDはカルシウムの吸収を高める働きがあるからです。さらに、ゼラチンパウダーを食べることでも、骨粗鬆症が防げるようです。こんなデータがあります。

ゼラチンの摂取で骨密度が高まる

閉経後骨粗鬆症モデル動物（ラット）に対して、ゼラチン添加食（カゼイン10％＋ゼラチン5％）を60日間摂取させ、対照群（カゼイン15％）と比較したところ、ゼラチン添加食を食べたラットでは、明らかに大腿骨の破断強度が増加しました（石見佳子レポート「コラーゲンの安全性と機能性」より）。

つまり、ラットにゼラチンを投与したところ、大腿骨の強度が増したということです。なお、カゼインとは、牛乳に多く含まれているたんぱく質の一種です。

また、別のデータもあります。正常なマウスに対して、10％のカゼイン食のうち、4％だけをゼラチンで置き換えて食べさせたところ、大腿骨の骨密度が増加したといいます。ちなみに、骨密度が低下すると、骨粗鬆症になりやすくなります。

さらに、人間に関するデータもあります。骨粗鬆症患者に対して、骨の破壊（骨吸収）を抑える薬を投与すると同時に、コラーゲンペプチド（コラーゲンを分解したもの）を投与すると、その薬を単独で投与したときよりも、骨吸収の指標であるピリジノリンという物質の量が低下することがわかりました。これは、骨の破壊が弱まって骨密度が高まることを示唆しています。

前述のように**コラーゲンは、骨の土台となる骨基質の大部分を占めています。したがって、ゼラチンを摂取することでコラーゲンが生成されやすくなり、骨基質の造りがよくなったことで、骨の強度が増したり、骨密度が増えたりという結果になったと考えられます。**

以上のようにゼラチンパウダーを摂取することで、高齢者に多い骨粗鬆症もある程度防げると考えられるのです。

サプリメントよりもゼラチンパウダーが安上がり

ところで、読者の中には「膝の痛みをとるというサプリメントはどうなのか?」と思っている方もいるでしょう。

中高年で膝の痛みを感じる人がとても多いため、各企業からは、グルコサミン、コンドロイチン硫酸、ヒアルロン酸などを含むサプリメントが販売され、テレビなどで盛んにＣＭが流れています。これらは医薬品ではないため、いずれも膝の痛みをとることを暗示するような宣伝がなされています。

軟骨は65〜80％が水分で、固形成分の半分がコラーゲンであると前述しましたが、このほかにグルコサミンやコンドロイチンなどで構成されています。そのため、それらを供給する目的のサプリメントが売られているのです。

健康食品について、その安全性や有効性に関する世界中のデータを集めて検討している国立研究開発法人の医薬基盤・健康・栄養研究所が運営する『「健康食品」の安全性・有効性情報』というデータベースがあります。それによると、「ヒトでの有効性については、グルコサミン硫酸塩の摂取が骨関節炎におそらく有効であり、重篤で慢性的な骨関節炎の痛み緩和には効果がないことが示唆されているものの、その他の有効性についてはは信頼できるデータは見当たらない」とあります。

つまり、重くて慢性的な関節炎には効果がないが、軽度の関節炎には効果が認められているということです。

ですから、グルコサミンを含むサプリメントを飲み続ければ、関節炎にともなう痛みが改善される可能性はあるのです。ただし、グルコサミンを含むサプリメントは値段が高いですし(ゼラチンパウダーの製品は18〜25ページで紹介したように、1箱(30g入り)が200円弱です)、グルコサミンは軟骨の一成分ではありますが、主な成分はコラーゲンです。したがって、コラーゲンが生成されやすくしたほうが、効果が得られるのではないかと考えられます。

なお、コンドロイチン硫酸を成分としたサプリメントもいろいろ出回っていますが、前出の『「健康食品」の安全性・有効性情報』によると、コンドロイチン硫酸については、「俗に、『骨の形成を助ける』、『動脈硬化や高血圧を予防する』などといわれている。ヒトでの有効性については、骨関節炎の緩和に対する検討が行なわれているが見解が一致していない」とあります。どうやらグルコサミンとは違って、その効果は認められていないようです。

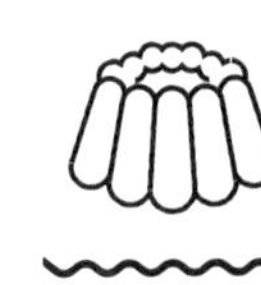

ゼラチンパウダーでしっとりすべすべの肌になった！

今、私は66歳ですが、誰に会ってもたいてい10歳くらいは若く見られます。たまにですが、「40代ですか？」と聞かれることもあります。「ウソだろ」と言う人もいると思いますが、本当なのです。その理由の一つは、顔や体の肌の状態がよいからだろうと思います。

女性はもちろん、男性も、「肌はしっとりすべすべでありたい」と思っていることでしょう。皮膚がカサカサしていると痒くなったり、ひびが割れたりします。ですから、肌は常にしっとりすべすべの状態を維持したいものです。

自分で言うのもなんですが、私の肌はかなりしっとりすべすべしています。それを知ってもらうために、時々編集者との打ち合わせの際に手の甲を触ってもらうのですが、みなさんとても驚きます。また、講演会の後でも、参加者に触ってもらうことがありますが、同様の反応です。おそらく66歳をすぎたとは思えない肌をしているからだと思います。

「どうしてそんななの？」と、疑問に感じる人もいると思いますが、実はこれもゼラチンパウダーのおかげと考えられるのです。

私がゼラチンパウダーを食べるようになって、しばらくしてからのことでした。布団の上に横になっている際に偶然足の甲を擦り合わせたところ、ずいぶんと肌がすべすべしていることに気づいたのです。それは明らかに以前の感触とは違うものでした。そこで、手の甲や頬、首筋などに触れてみると、やはり以前に比べてしっとりすべすべしていたのです。

ただし、これはよく考えると当然のことに思えました。なぜなら、前述のように体内のコラーゲンの約40％は皮膚に存在しています。したがって、ゼラチンパウダーを食べることによって体内でコラーゲンがどんどん生成され、それが皮膚に供給されれば、皮膚の状態はよくなります。その結果、しっとりすべすべの状態になったと考えられるのです。

ゼラチンパウダーの美肌効果を友人も実感

皮膚は、人間の体の中でもっとも大きな面積を持つ器官（組織）で、表皮、真皮、皮下組織の三層構造から成ります。

表皮は全身を保護している薄い層で、厚さは0・1〜0・4㎜くらいで、一番外側に角質層があります。表皮の深部には基底層があり、真皮と接しています。基底層では新しい細胞が作られていて、細胞分裂を繰り返しながら押し上げられ、外側の角質層に達します。そして、古い細胞はいずれは垢として剥がれ落ちるのです。

次に真皮ですが、これは皮膚の中で一番厚い層で、1・5㎜前後あります。真皮は皮膚（肌）の本体といえるものです。そして、真皮はコラーゲンが線維状になったものが大部分を占めているのです。すなわち、真皮のほとんどがコラーゲンで構成されているのです。なお、真皮には、保湿成分であるヒアルロン酸、血管、リンパ管、皮脂腺、汗腺、毛根などが存在しています。

真皮のコラーゲンを作り出しているのは、線維芽細胞という細胞です。この線維芽細胞によってコラーゲンが常に生産されて、それをもとに真皮が形成されているのです。

ゼラチンパウダーを食べると、消化管で消化・分解されて、コラーゲン生成に必要なアミノ酸となって吸収されます。そして、皮膚の線維芽細胞に運ばれて、そこで再びコラーゲンが作られて真皮に供給され、真皮がしっかり形成されることになるのです。その結果、「しっとりすべすべ」の肌になると考えられます。

昔から「ビタミンCは肌にいい」といわれていて、ビタミンCを多く含むレモンやイチゴなどを積極的に食べている女性も多いと思いますが、実はビタミンCが肌にいい理由は、皮膚のコラーゲンの生成に必要だからだったのです。

❏皮膚の構造

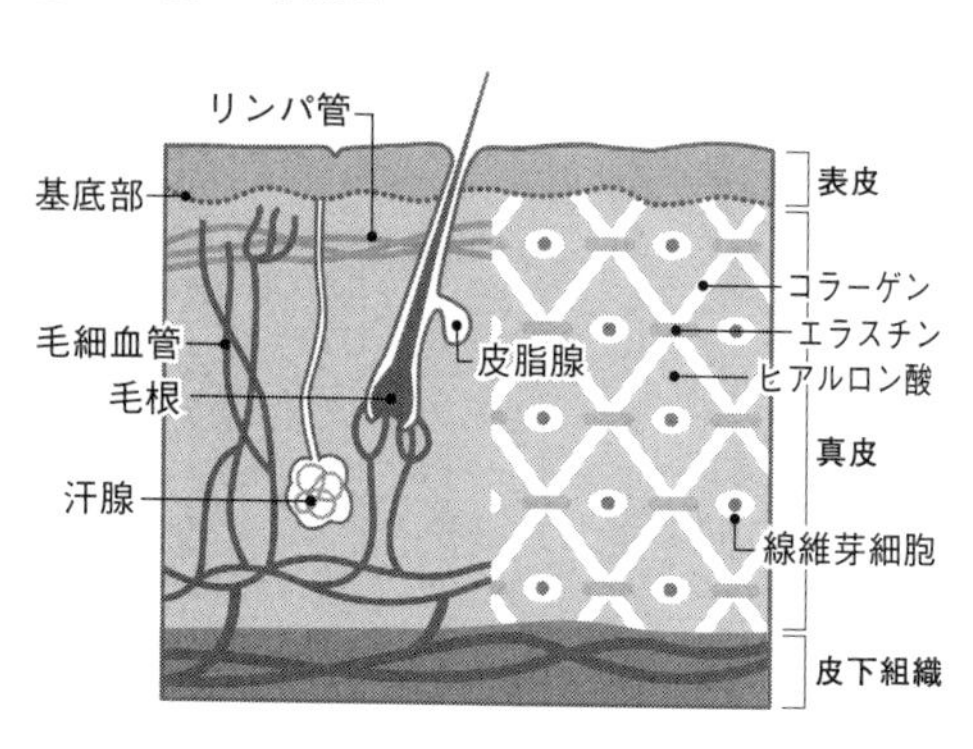

人間の皮膚は、表皮、真皮、皮下組織の三層構造。真皮は一番厚く、線維芽細胞で作られた繊維質のコラーゲンが、その大部分を構成している。

ところで、ゼラチンパウダーを食べるようになってからしっとりすべすべの肌になった私は、この実体験を周囲の人にも話すようにしました。できるだけ多くの人にこの恩恵を分けてあげたかったからです。

たとえば、ある40代の女性編集者は、冬場になるとひどい手荒れに悩まされていて、「どんなクリームを塗っても治らない」と悩んでいました。そこで私は自分の体験談を話して、さらに手の甲を触ってもらうと、例のごとくとても驚き、その後ゼラチンパウダーを食べるようになったそうです。そして、しばらくしてから再び会うと、「手荒れが起こらなくなった」とひじょうに喜んでいました。

また、中学時代の女性の同級生（栃木県宇都宮市在住）に電話で同じように体験談を話したところ、彼女はさっそくゼラチンパウダーを買い込んで、コーヒーゼリーなどにして食べたといいます。そして、しばらくして電話してみると、「ほんとに手や腕の皮膚がしっとりすべすべになってきた」と、とても喜んでいました。また、これはゼラチンパウダーの効果かどうかはわからないのですが、「便秘も治った」と言っていました。

血管が丈夫であれば脳出血やくも膜下出血は起きない

現在、日本人の三大死因は、がん、心疾患、脳血管疾患ですが、ゼラチンパウダーを摂ることによって、これら致死性の高い病気、とくに脳血管疾患を防ぐことができる可能性があります。

２０１７年の死亡者の割合は、がん（悪性新生物）が27・９％で第１位です。第２位は心疾患で15・３％、第３位が脳血管疾患で８・２％。心疾患と脳血管疾患を合わせると23・５％となり、約４人に１人が亡くなっていることになります。

心疾患は、心筋梗塞や狭心症、不整脈などで、脳血管疾患は脳出血、くも膜下出血、脳梗塞、脳幹出血などですが、これらはいずれも血液循環に異常が発生して起こる病気です。

心疾患のうち、心筋梗塞は心臓の筋肉に栄養素と酸素を送っている冠状動脈に血栓ができて血液が流れなくなり、心臓の機能が低下して起こる病気です。心臓の機能が極端に低下したり、心臓が停止したりした場合、死に至ります。また、狭心症は、冠状動脈の血液の流れが悪くなって、心臓の機能が低下してしまう病気です。不整脈は、心臓の鼓動が規則正しいものではなくなり、脈が乱れた状態になることです。

脳血管疾患の場合、脳出血は、脳の血管がもろくなって破れ、そこから出血することによって起こります。血管から流れ出た血液が脳を圧迫したり、障害をもたらしたりすることで、死に至ることがあります。くも膜下出血も同様で、死に至ることが多い病気です。脳梗塞は脳の血管に血栓ができて、そこから先に栄養素と酸素が運ばれなくなり、その結果、脳細胞が壊死する病気で、重症の場合、死に至ります。また、回復しても下半身まひなどの後遺症が残ることがあります。

読者の中には、「脳梗塞で辛い思いをした」という方もいるのではないかと思います。私の知り合いにも63歳のときに脳梗塞を発症した人がいます。治療によってほぼ通常の生活が送れるようになりましたが、「右腕が上がらなくなった」と嘆いていました。後遺症が残ってしまったようです。

ところで、**心疾患も脳血管疾患も、血管の異常によって起こる病気ですから、逆から見れば、血管を常に正常な状態に保つことができれば、これらの致死性の高い病気は予防できるということなのです。それには、血管を弾力性のある、丈夫なものにする必要があり、ゼラチンパウダーが有効と考えられるのです。**

脳出血にゼラチンパウダーが有効なのはおそらく間違いないでしょう。この章の冒頭で壊血病と脳幹出血の話をしましたが、脳出血は、脳内の血管で起こった壊血病という見方ができます。つまり、脳の血管を作るたんぱく質などの栄養素とビタミンCが不足することによって、脳血管がもろくなり、血液の圧力によって一部が破れて出血すると考えられるのです。

致死性の高いくも膜下出血の場合、くも膜下に脳動脈瘤ができて、それが突然破裂することによって発生するケースが多い病気です。脳動脈瘤の破裂によるものが、くも膜下出血全体の80～90％に上ります。脳動脈瘤は、血管が枝分かれした部分の弱い箇所にできることがわかっています。

血管の分岐部に、風船のように膨らんだ瘤(こぶ)ができるのです。血管は弾力性に富むものですが、それが弱くなって弾力性が失われると、血液の圧力によって血管壁が風船のように膨らんでしまい、動脈瘤となるのです。そして、その血管壁は弱くなっているので、突然破裂してくも膜下出血を起こすのです。したがって、血管が弾力性に富んだ丈夫なものであれば動脈瘤はできず、くも膜下出血も起こらないことになります。

ですから、ゼラチンなどのたんぱく質を十分に摂って、ビタミンCも必要量を摂取すれば、体内でコラーゲンが生成されて脳内の血管にも供給されるので、血管は丈夫になって、破れることは少なくなると考えられます。つまり、くも膜下出血も防げるというわけです。

大動脈瘤の予防にも血管が大事

血管に関する病気で、大動脈破裂という致死性の高い病気をご存知でしょうか？

「俳優の阿藤快(あとうかい)さんが命を落とした病気では？」と、お気づきの方もいると思いますが、その通りです。ほかに、俳優の藤田まことさんや米倉斉加年(よねくらまさかね)さんも、大動脈破裂によって亡くなっています。

大動脈は、心臓から上に伸びて、それから胸部から腹部にかけて下に伸びています。

心臓から押し出された血液はこの大動脈を通って全身に運ばれていきます。したがって、極めて重要な動脈であり、それが破裂すれば致命傷になることが多いのです。大動脈も動脈の一種ですから、前述のように内膜と中膜と外膜の三層構造になっていて、直径が2～3㎝もあり、ここを常に大量の血液が流れているわけです。この動脈の壁の一部が膨らんで瘤のような状態になったのが「大動脈瘤」です。

前にくも膜下出血の際にできる動脈瘤について述べましたが、それを巨大にしたようなものです。大動脈溜が発生する原因としては、一般には高血圧や動脈硬化などがあげられますが、これも脳動脈瘤と同じで、血管が弾力性を失って弱くなり、血液の圧力によって壁が膨れて瘤のような状態になったものです。

大動脈瘤ができても、そのままの状態であればそれほど問題はありません。しかし、血管壁がさらにもろくなって、ひとたび破裂すると大変なことになります。なにしろ全身に血液を送っている大本の血管が破れてしまうのですから、体内に血液が大量に流れだすことになります。それを想像するだけでも、恐ろしいかぎりです。

それにともなって血液が全身に回らなくなりますから、各臓器や各組織は酸素不足と栄養不足の状態に陥ります。それが一定時間続けば、各臓器や各組織は機能不全の状態となり、その結果、命を落とすことになるのです。

この大動脈破裂も、血管が丈夫でしなやかであれば、その発生を防ぐことができると考えられます。そのためには、血管の血管壁を頑丈にすることが必要ですから、やはりゼラチンパウダーを摂ることが有効と考えられるのです。

病気にならないためには全身の血流がとても大事

私たちが生命を維持していくうえでもっとも重要な体の仕組みは何かと問われたら、「全身への血液の流れ」と答える人は多いでしょう。実際にその通りで、血液循環システムよって全身の臓器や組織に酸素と栄養素が運搬され、それらが機能できるのです。そのシステムに障害が起これば、臓器や組織の機能が低下し、最悪の場合、機能不全を起こして、死に至ります。

血液循環システムを形成するのは、私たちの全身に張り巡らされた血管です。ですから、全身の血管を正常な状態に維持することが、病気にならないための最大の秘訣なのです。

脳卒中の一つである脳出血は、戦前の栄養状態が悪かったときにはよく見られました。たんぱく質などの栄養素が不足し、その結果、血管がもろくなり、脳の血管が破れて、脳出血を起こして死亡するケースが多かったのです。

また、紫斑病（しはんびょう）といって皮膚が紫色になる症状がありますが、これも血管が破れることで起こります。全身には毛細血管が張り巡らされていますが、皮膚に近いところの毛細血管が破れると出血が起こります。出血はいずれ止まりますが、血液が皮下に広がるため、紫色に変色するのです。

さらに、鼻血も毛細血管が破れて起こるものです。鼻腔の粘膜には毛細血管が集中していますが、とくに鼻の穴の入り口から1㎝くらいのところには毛細血管が集中していて、それが破れることによって出血し、鼻血となるのです。

つまり、全身に張り巡らされた血管がどこかで破れると、障害が発生することになるのです。破れるのは血管がもろくなっているからですが、もろくなる原因の一つが、コラーゲン不足と考えられます。逆から見ると、コラーゲンが体内でたくさん作られるようになれば、血管への供給が十分になって、血管が丈夫になると考えられるのです。そのためには、もちろんビタミンCを摂取することも大切ですが、コラーゲンの原料となる特定のアミノ酸を補給することが大切なのです。その補給には、ゼラチンパウダーを食べることがもっとも効率がよいといえます。

1日に1〜2gを摂取するのが適当

1日に摂っていいコラーゲンの量は諸説ありますが、私は1日に約1g（小さじに2／3くらい）のゼラチンパウダーを摂取しています。毎日摂るなら、そのくらいがよいと思います。どんな栄養素でも、摂りすぎると弊害が現れることがあるので注意してください。

また、ゼラチンを摂ることによってごくまれにですが、アレルギー症状を起こす人がいます。したがって、過去にゼラチンでアレルギーを起こした経験のある方は、ゼラチンパウダーを摂ることはやめるようにしてください。

なお、ゼラチンパウダーが動物や魚から作られているということで、「コレステロールは含んでいないの？」という心配をする方がいるかもしれませんが、その心配はありません。コラーゲンはたんぱく質であり、コレステロールは脂質の一種なので、ゼラチンパウダーにはコレステロールは含まれていません。

市販のゼラチンパウダーにはさまざまな製品がありますが、私が長年愛飲しているのは、マルハニチロの［ゼライス］です。これは豚の皮や骨から得られたコラーゲンを少し分解してゼラチンにし、乾燥させてパウダー状にしたものです。このほか、［クックゼラチン］（森永製菓）がポピュラーです。

ゼラチンというと、コーヒーゼリーやフルーツゼリーを作る際に使われるものと思われがちですが、私の場合、以前はお茶に直接ゼラチンパウダーを入れて溶かし、飲んでいました。カフェオレに入れて飲むこともありました。最近では、第4章で紹介するココアパウダーにゼラチンパウダーを一緒に入れて飲んでいます。ココアとゼラチンを同時に摂取できるので合理的と考えています。

このほか、みそ汁に入れたり、お湯に溶かしても飲むことができます。もちろん、コーヒーゼリーやフルーツゼリー、あるいは牛乳ゼリーを作って、それらを食べることでも摂取できます。このほうが、デザートやおやつとして食べられるのでベターかもしれません。とくに夏場はゼリー類がおいしく感じられると思います。

第2章

脳梗塞、心筋梗塞にならないために！
粉末緑茶を飲んで、
中性脂肪と悪玉コレステロールを下げる

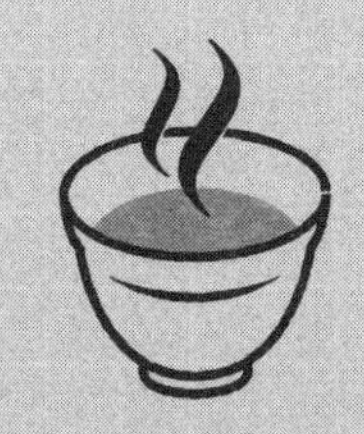

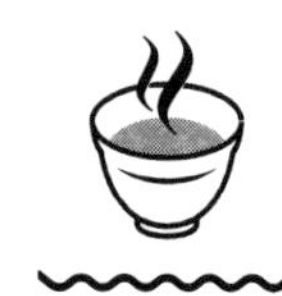

お茶はコレステロールと中性脂肪を低下させ、高血圧も防ぐ

第1章で述べたように、ゼラチンパウダーを食べることによって全身の血管を丈夫にし、それによって脳出血やくも膜下出血、脳幹出血、大動脈瘤破裂などの致死性の高い病気を予防できると考えられます。

「では、脳梗塞や心筋梗塞はどう防げばいいのだろうか？」と言う人もいると思います。これらも致死性の高い病気ですが、こちらは血管が破れるのではなく、血栓ができて詰まることによって起こる病気です。実はこれらもある程度防ぐことができます。

その方法として私がオススメしたいのは、緑茶を積極的に飲むことです。

「お茶ぐらいで本当に防げるの？」と疑問に思う人もいるでしょうが、防ぐことが可能なのです。**実際に私は緑茶を1日に最低でも500㎖は飲んでいますが、飲むよう**

になってから血行がよくなったようで、心臓の状態もよくなるなど、その効果を実感しています。

日本人は昔からお茶、とくに緑茶をよく飲んできました。食事をした後にお茶を飲むと口の中がサッパリしますし、また緑茶にはビタミンCが含まれているので、それを補給する意味もあったと考えられます。さらに、体内のコレステロールや中性脂肪の吸収を抑えるという意味もあったようです。実際に緑茶を飲むことによって、コレステロールや中性脂肪を低下させて、血栓ができるのを防ぐことができるのです。

前出の医薬基盤・健康・栄養研究所の『「健康食品」の安全性・有効性情報』では、お茶について、**「人に対しては血中のコレステロールおよびトリグリセリド（中性脂肪）の低下や血圧調節などに有効性が示唆されている」**と結論づけています。同研究所ではお茶に関する全世界の文献を収集・分析し、このような結論に至っており、信頼できるものと考えられます。

日本人に親しまれている緑茶、さらに紅茶やウーロン茶の原料である茶（チャ）は中国原産であり、その茶葉は何千年も前から利用されているといわれています。おそらく先人はその効用を直感し、古くから利用してきたのでしょう。

茶葉は加工法によって、緑茶、ウーロン茶、紅茶などに分類されます。緑茶はチャの木から摘み取った茶葉を加熱処理したものです。ウーロン茶はその茶葉を発酵させたもので、発酵の過程で茶色っぽくなります。紅茶はさらに発酵させたもので、独特の香りや味わいとなります。

茶葉にはお茶独特の成分が含まれています。テニアン、カテキン、フラボノイド、カフェインなどで、これらが複合的に働いてコレステロールや中性脂肪を低下させると考えられます。とくにポリフェノールの一種のカテキンの働きが大きいとされます。

前出の「安全性・有効性情報」では先述したような結論をさらっと述べていますが、この内容は極めて重要であると考えられます。なぜなら、**コレステロールや中性脂肪、あるいは高血圧は、脳梗塞や心筋梗塞・狭心症の引き金となる動脈硬化の原因とされているものであり、コレステロールと中性脂肪を低下させ、また高血圧を改善することができれば、動脈硬化を防ぐことができ、致死性の高い脳梗塞や心筋梗塞・狭心症を予防することが可能だからです。**

ところで、みなさんは「脂質異常症」という言葉を聞いたことがあると思います。「自分も医者からそう言われたことがある」という方もいるでしょう。これは、血液中の中性脂肪およびＬＤＬコレステロール（悪玉コレステロール）が基準値よりも高く、逆にＨＤＬ（善玉コレステロール）が基準値よりも低い状態のことです。脂質異常症は、メタボリックシンドローム（症候群）の指標の一つになっています。

メタボリックシンドロームとは、腹囲が男性では85㎝以上、女性では90㎝以上で、脂質異常症、高血圧、高血糖のうち二つ以上に該当する場合をいいます。

ここで、それぞれの基準値を見てみましょう。中性脂肪の基準値は血液１００ml（１dl）中50～１４９㎎です。それから、ＬＤＬコレステロールが同70～１３９㎎、ＨＤＬコレステロールは男性が同40～86㎎、女性が同40～96㎎（特定健診の「総合検査報告書」より）。これらの基準値を超えると、あるいは下回ると脂質異常症ということで、お医者さんは「メタボリックシンドロームになる可能性がある」とか「動脈硬化を起こして、心筋梗塞や脳梗塞を起こす可能性がある」と言って、私たちに警告を発するわけです（半分脅しにも聞こえますが……）。

ところが、「安全性・有効性情報」の結論に従えば、お茶を飲むことによって、コレステロールと中性脂肪を減らすことができるということですから、この脂質異常症を予防したり、改善したりすることができると考えられるのです。

緑茶を毎日飲み続けたら1年で中性脂肪が117mg減った！

実は私自身、緑茶の効果をかなり実感しています。というのも、1年間緑茶を飲み続けて中性脂肪がだいぶ減ったからです。恥ずかしながら、運動不足のせいか以前から中性脂肪が少し高めで、毎年行なっている特定健診では、いつも基準値（50～149mg／dl）をオーバーしていました。2010年11月16日に受けた健診では、なんと202mg／dlもありました。

中性脂肪とは、動物や植物にもっともふつうにある脂質の一種で、「脂肪」といえば、通常この中性脂肪のことです。中性脂肪は、私たち人間が活動するうえで重要なエネルギー源となります。私たちが食事によって糖質や脂肪を摂取すると、肝臓で中性脂肪が作られ、それは血液にのって全身に運ばれて、エネルギーに変換されるのです。

ただし、脂肪や糖質を摂りすぎると、中性脂肪が増えすぎて、それが体内に蓄積されて肥満の原因となります。また、中性脂肪自体は動脈硬化を起こすことはありませんが、コレステロールとともに動脈硬化の原因になるといわれています。動脈硬化が起こると、血栓ができやすくなります。ちなみに、心臓に酸素と栄養素を送る冠状動脈で血栓ができた状態が心筋梗塞、脳の血管に血栓ができた状態が脳梗塞です。ですから、中性脂肪が体内で多くなりすぎるのは、健康を維持するうえではよくないのです。

そこで私は近くのスーパーで化学肥料や化学合成された農薬を使わずに有機栽培された緑茶を買ってきて、ほとんど毎日飲むようにしました。有機のものを選んだのは、お茶は洗うことができないため、農薬が残留していた場合、そのままお湯に溶け出す心配があるからです。

それからというもの、意識して緑茶を1日に2〜3杯飲むようにし、それをずっと続けました。そして、いよいよ年に1回の特定健診の日（2011年12月6日）がやってきて検査を受けたところ、中性脂肪が85㎎／dlに減っていたのです。これは紛れもない事実で、その数値が書かれた検査報告書は今も手元に大事に持っています。

「緑茶以外にも、何か影響していたのでは？」と言う人もいるかもしれませんが、緑茶を飲むようにしたこと以外、食事は以前とほとんど変わりませんでしたし、運動も以前と同様にそれほど行なっていませんでした。したがって、やはり緑茶の働きによって中性脂肪が減ったと考えられるのです。

それからもう一つ変化したことがありました。実をいうと、それまでは熱いお風呂に入ると心臓の鼓動が激しくなってしまい、なかなか入ることができませんでした。そのため観光地の温泉に行っても、お湯の中に十分に入ることができませんでした。

ところが、緑茶を意識して飲むようになって中性脂肪が減ってからは、熱いお風呂に入っても鼓動が激しくならず、また温泉にもふつうに入れるようになったのです。これはどう解釈すればよいのか難しいのですが（おそらくお医者さんに話しても信じてもらえないと思いますが）、多分血行がよくなることによって心臓に対する負担が少なくなって、それで熱いお風呂や温泉に入っても鼓動が激しくならなくなったのではないかと考えられます。そのメカニズムははっきりとはわかりませんが、とにかく実際にこうした変化が私の体で起こっていたのです。

トクホよりもふつうの緑茶がオススメ

お茶に含まれるカテキン、すなわち茶カテキンが体内の中性脂肪を減らすことは別な例からも明らかになっています。花王の［ヘルシア緑茶］という製品がありますが、これは「体脂肪を減らす」というトクホ（特定保健用食品）です。

この製品は、伊藤園の「お～いお茶」やサントリーの「伊右衛門」などのお茶飲料よりも茶カテキンを多く含んでおり、その働きによって、中性脂肪を減らして胴回りを細くするというものです。ちなみに、ふつうのお茶飲料には、350mlあたり130mg前後の茶カテキンが含まれていますが、「ヘルシア緑茶」1本（350ml）には茶カテキンが、それの4倍以上の540mg含まれています。

花王によると、軽度肥満の健康な男女80人に高濃度茶カテキン飲料（1本あたり茶カテキンを588mg含む）と、対照飲料（1本あたり茶カテキンを126mg含む）を1日1本、12週にわたって続けて飲んでもらったところ、高濃度茶カテキン飲料群では、腹部全脂肪面積が対照飲料群に比べて約25㎠減少したとのことです。全脂肪面積の平均が320㎠なので、その減少率は約7・8％です。

ただし、「ヘルシア緑茶」には問題点があります。茶カテキンが高濃度で含まれているため、かなり苦みがあり、人によっては胃に刺激を覚えます。また2007年にカナダにおいて、高濃度茶カテキンのサプリメントによって肝臓障害が発生したとの報告があります。ヨーロッパでも、高濃度茶カテキンと肝臓障害との関係が指摘されています。したがって、**［ヘルシア緑茶］を長期間飲み続けた場合、人によっては、肝機能の低下を引き起こす心配があるといえます。**であるならば、通常のお茶を飲んだほうが賢明です。経済的にもずっと安上がりですから。

緑茶でコレステロールを減らし心筋梗塞や脳梗塞を予防する

次にお茶とコレステロールとの関係を見ていきましょう。

コレステロールは動脈硬化の原因とされ、それがもとで脳梗塞や心筋梗塞などの致死性の高い病気が発症するとされています。そのため、「コレステロールは体にとって悪い」と考えている人が多いようです。

しかし、実際は違うのです。コレステロールは私たちの体にとって不可欠なものであり、コレステロールがなかったら生命を維持することはできないのです。

コレステロールは、ステロイド構造を持つ脂質の一種で、たまごや肉類などに多く含まれていますが、人間の体内（主に肝臓）でも作られているもので、人間の体に存在するコレステロールの多くは、食べ物から摂取したものではなく、体内で生成されたものです。体内で生成されるということは、コレステロールがそれだけ人体にとって必要なものということです。

まずコレステロールは細胞の膜を構成する重要な成分です。細胞の膜ができなかったら、細胞は存在できません。つまり、コレステロールがなかったら、我々人間は存在できないのです。また、コレステロールは、副腎皮質ホルモンや性ホルモンなど重要なホルモンの原料となりますし、胆汁酸もコレステロールから作られます。

このように大切なコレステロールがなぜ「悪者」扱いされているかというと、血液中に過剰な状態になると、とくにコレステロールの運び役であるＬＤＬコレステロールが過剰になると、動脈硬化を起こしやすくなり、それが心筋梗塞や脳梗塞などの引き金になるとされているからです。つまり、「過剰」な状態がいけないのです。

動脈硬化とは、文字通り血管が弾力性を失って硬くなった状態のことです。また、動脈が「粥状」になっている状態も、動脈硬化といわれています。これは血管の内膜の中にコレステロールがたくさん蓄積し、さらに中性脂肪が沈着し、血管が狭くなった状態のことです。こうなると血栓ができやすくなり、心筋梗塞・狭心症、脳梗塞が発生しやすくなります。

死因第2位の心疾患のうち、心筋梗塞は心臓の筋肉に栄養素と酸素を送っている冠状動脈に血栓ができて、血液が流れなくなり、心臓の機能が低下して起こる病気です。心臓の機能が極端に低下したり、心臓が停止したりした場合、死に至ります。

また、狭心症は、冠状動脈の血液の流れが悪くなって、心臓の機能が低下してしまう病気です。どちらも動脈硬化がその引き金になるといわれています。ですから、動脈硬化を防ぐことができれば、これらの病気にはならないわけです。

前出の『『健康食品』の安全性・有効性情報』では、お茶について、血中のコレステロールおよびトリグリセリドを低下させると結論しています。つまり、お茶は中性脂肪ばかりでなく、コレステロールも低下させるということです。この根拠として、同情報では、次のようなデータをあげています。

「2010年8月までを対象とした3つのデータベースで検索できた無作為化比較試験14報についてメタ分析において、緑茶（緑茶もしくは緑茶抽出物）の摂取は、血中脂質（TC、LDL-C）の低下と関連が認められ、血中脂質（HDL-C）との関連は認められなかった」

ここで「TC」は、総コレステロール、「LDL-C」はLDLコレステロール、い

郵便はがき

料金受取人払郵便

牛込局承認

9410

差出有効期間
2021年10月
31日まで
切手はいりません

162-8790

東京都新宿区矢来町114番地
神楽坂高橋ビル5F

株式会社ビジネス社

愛読者係 行

ご住所 〒		
TEL:（　　） FAX:（　　）		
フリガナ お名前	年齢	性別 男・女
ご職業	メールアドレスまたはFAX メールまたはFAXによる新刊案内をご希望の方は、ご記入下さい。	
お買い上げ日・書店名 年　月　日　市区町村　書店		

ご購読ありがとうございました。今後の出版企画の参考に
致したいと存じますので、ぜひご意見をお聞かせください。

書籍名

お買い求めの動機

1　書店で見て　　2　新聞広告（紙名　　　　　　　　　　）

3　書評・新刊紹介（掲載紙名　　　　　　　　　　）

4　知人・同僚のすすめ　　5　上司、先生のすすめ　　6　その他

本書の装幀（カバー），デザインなどに関するご感想

1　洒落ていた　　2　めだっていた　　3　タイトルがよい

4　まあまあ　　5　よくない　　6　その他(　　　　　　　　　　)

本書の定価についてご意見をお聞かせください

1　高い　　2　安い　　3　手ごろ　　4　その他(　　　　　　　　　　)

本書についてご意見をお聞かせください

どんな出版をご希望ですか（著者、テーマなど）

わゆる悪玉コレステロール、「ＨＤＬ-Ｃ」はＨＤＬコレステロール、いわゆる善玉コレステロールのことです。つまり、緑茶や緑茶抽出物の摂取によって、総コレステロールと悪玉コレステロールが低下したということです。一方、善玉コレステロールは変化が見られなかったということです。さらにこんなデータもあります。

「疫学調査によれば、緑茶の消費量が多いと血中脂質（ＴＣ、ＴＧ、ＬＤＬ-Ｃ）が低く、血中脂質（ＨＤＬ-Ｃ）が高い」

これは日本で行なわれた疫学調査だといいます。疫学調査なので厳密なものとはいえませんが、それでも前のデータを補足するものと考えられます。

以上のように、緑茶を飲むことで、総コレステロールやＬＤＬコレステロールの低下が見られているのです。したがって、**緑茶を飲み続けることで動脈硬化を予防し、心筋梗塞・狭心症、脳梗塞などを防ぐことができる可能性があるということです。**

薬でコレステロールをやたらと下げてはいけない

ところで、病院の検査でコレステロールの値が高いと、たいていお医者さんは「この薬を飲みなさい」と言って、抗コレステロール剤を処方します。しかし、それを安易に飲むのはやめたほうがよさそうです。コレステロールの値が下がっても、健康を維持できるとは限らないからです。『のんではいけない薬』（金曜日刊）の著者で内科医師の浜六郎氏は、その著書の中で次のように指摘しています。

「『日本脂質介入試験＝J-LIT』という臨床試験では、総コレステロール値が220以上（平均で約270）の人ばかり五万人にコレステロール低下剤を六年間使いました。平均で約50下がりましたが、もっとも死亡率の低かったのは、220〜260の人でした。180未満に下がった人は、死亡率がもっとも低かった220〜260の人の二・七倍となり、四〇％ががんで死亡しました。がん死亡率が最低であった280以上の人の五倍もが、がんで死亡したことになります」

総コレステロールの基準値は150〜219mg／dlです（前出の特定健診「総合検査報告書」より）。つまり、この基準値を超えている220〜260mg／dlの人がもっとも死亡率が低く、基準値内に下がった180mg／dl未満の人のほうが死亡率が高く、がんになる人も多かったということです。

浜六郎医師によると、血液中のコレステロールが減ると、免疫力が衰え、感染症やがんになりやすくなるとのことです。そのため、がんで死亡する人が多くなったと考えられます。また、コレステロールは肝臓で生成されますが、抗コレステロール剤は基本的には、その生成の仕組みをブロックするものです。つまり、肝臓の機能を一部抑制するものであり、それを続ければ副作用が現れる可能性があります。

ですから、抗コレステロール剤によって、やたらとコレステロール値を下げればいいというわけではないのです。もちろんＬＤＬコレステロールの値が極端に高いと動脈硬化になる可能性が高まるので、この値が高すぎるのは好ましくありません。そこで緑茶を飲むことによって、それを適度に低下させることが好ましいと考えられるのです。

ちなみに、今世界中で感染が広がっている新型コロナウイルス感染症の場合、持病のある人が重症化するといわれています。その持病とは糖尿病、心臓病、高血圧などですが、脂質異常症もその一つにあげられています。その治療の一環としてコレステロールを下げる薬を飲んでいる人も多いと思いますが、その場合、免疫力が低下していて、それによって新型コロナウイルス感染症が重症化しやすくなっているのかもしれません。

血圧も医者の薬でやたらと下げるのはむしろ危険!

次に、お茶と高血圧の関係について見ていきましょう。お医者さんはたいてい「高血圧は体に悪い」と言いますし、一般の人もだいたいが同じように思っています。というのも、高血圧になると、血管に傷がつきやすくなって動脈硬化を起こしやすくなり、心筋梗塞や脳梗塞などの致死性の高い病気に陥りやすくなるからです。

また、血管が高い圧力を受けるために、破れやすくなって、脳出血やくも膜下出血なども起こりやすくなります。さらに、心臓が血液を送り出すのに多くのエネルギーを必要とするため、疲れやすくなるなどの症状が現れます。ということで、高血圧は体に悪いとされているのです。

WHO(世界保健機関)では、収縮期血圧(上の血圧)が140㎜Hg以上または拡張期血圧（下の血圧）が90㎜Hgを高血圧としています。ただし、日本高血圧学会では、収縮期血圧が１３０〜１３９㎜Hgまたは拡張期血圧が80〜89㎜Hgを、「高値血圧」としています。つまり、上の血圧が１３０㎜Hg、下の血圧が80㎜Hg以上の人は「血圧が高めな人」ということで、注意すべき対象になっています。

ちなみに、日本には、高血圧の人が４３００万人いると推定されていますが、その９割ほどは本態性高血圧症といって原因がはっきりわからない人たちで、遺伝的要因や生活習慣（食塩の摂りすぎ、肥満、喫煙、飲酒、精神的ストレス、過労など）が関係しているといわれています。

病院で高血圧と診断されると、お医者さんは「これを飲みなさい」と言って降圧剤を処方しますが、抗コレステロール剤と同様に、できるだけ服用しないほうがよさそうです。前出の浜六郎医師は、同著の中で次のように指摘しています。

「日本だけでなく、世界的に採用されている治療目標値（１３０／85未満）を決める根拠となったＨＯＴ研究（欧米で実施されたランダム化比較試験。一九九二〜九七年実施、九八年発表）：１３０／85未満でよかったのは心筋梗塞にかかる人が減ったことだけ。下の血圧を80近くまで下げると、90未満を目標に下げるよりも死亡率が高くなったのです。新ガイドラインは主にこのＨＯＴ研究を根拠にしていますが、そのとおりに下げようとすると、要治療者が増え、日本で年間一兆円の医療費が余分に必要になり、しかも数万人が余計に死亡する危険性があると推計できます」

この中で「新ガイドライン」というのは、上の血圧を１３０㎜Hg未満に、下の血圧を85㎜Hg未満にすべきとした日本高血圧学会の当時の指標です。つまり、無理に降圧剤によって血圧を下げると、心筋梗塞になる人は減るが、ほかの病気にかかって死亡する人がかえって増えてしまうということです。さらに浜六郎医師は、次のようにも指摘しています。

「血圧が高くなるのは必要があってのこと。生命の危機に際してはアドレナリンが分泌され、体筋肉や心臓など必要なところに十分血液を送り込む必要があります。必要なのに血圧が下がれば酸素や栄養分が不足して、不都合が生じることになりかねません。むしろ、血圧が上がってる理由を見つけ、その原因を取り除くことこそ、ほんとうに必要なことなのです。血圧を上げる原因が取り除かれれば、自然に血圧は下がっていきます」

まさしくこの通りだと思います。血圧が高くなるのは、その必要性や原因があるからであり、それをまったく見ずして、やたらと降圧剤で血圧を下げていると、かえってマイナスの影響が出てくると考えられるのです。

緑茶は血圧を下げる働きもある

しかし、血圧があまり高いのも考えものです。あまり高い状態が続くと、脳などの血管が破れてしまう危険性があるからです。知り合いの父親は上の血圧が200㎜Hg以上の状態が続いていたのですが、とうとう脳出血を起こして倒れてしまいました。

では、降圧剤を服用せずに血圧を自然に下げるにはどうしたらいいでしょうか?

実はお茶を飲むことによって、血圧が下がる可能性があります。前出の『健康食品の安全性・有効性情報』では、お茶について、「血圧調節などに有効性が示唆されている」、さらに「高血圧、低血圧に対して有効性が示唆されている」と結論づけています。

これは、高血圧や低血圧を調節して、それらを改善するということです。その根拠として、次のようなデータをあげています。

「2014年1月までを対象に5つのデータベースで検索できた無作為化比較試験14

報について検討したメタ分析において、過体重または肥満の成人による緑茶や緑茶抽出物の摂取は収縮期血圧（14報）、拡張期血圧（14報）の低下と関連が認められたが、試験によるばらつきが大きかった」

つまり、肥満気味や肥満の人に緑茶や緑茶抽出物を飲ませたところ、上の血圧と下の血圧の低下が見られたということです。ただし、それぞれの試験によって結果にばらつきが大きかった、ということです。それでも全般的に見れば上の血圧も下の血圧も下がっているということでしょう。

要するに、**緑茶を飲み続けることによって、高血圧の状態が改善されることが期待できるのです。**降圧剤によって無理に血圧を低下させるよりも、緑茶で血圧を下げるようにしたほうが、より自然な状態で血圧が下がっていくということであり、体にとっては好ましいことでしょう。

読者の中には、「血圧を下げるためには、食塩の摂取を減らせばいいのでは?」という方もいると思います。実際その通りで、食塩の摂取を減らすことでも高血圧を改善できます。食塩の摂りすぎが高血圧と関係していることは間違いありません。

塩分（ナトリウム）は人間にとって不可欠なものであるため、腎臓で尿中に排泄された塩分は、再吸収される仕組みになっています。

ところが、食塩の摂りすぎによって体内の塩分濃度が高くなりすぎると、再吸収が止まり、血圧を上げて尿の出をよくして、塩分を体外に排泄しようとします。その結果、血圧が上昇してしまうのです。

ですから、食塩の摂取を減らすことによって、血圧は確実に下がるのです。逆に食塩を摂りすぎると血圧は上がります。これらは私も実感しています。

日本人は昔から食塩を摂りすぎるといわれています。みそ汁、煮もの、漬け物、炒め物、たらこ、塩鮭など食塩を多く含む料理や調味料が多いので、どうしても食塩の摂りすぎになってしまうのです。ちなみに、食塩については18歳以上の男性は1日8・0g未満、女性は7・0g未満という目標値が定められています（厚生労働省「日本人の食事摂取基準（2015年版）策定検討会」報告書より）。

カテキンが豊富な有機粉末茶がオススメ

ところで、高血圧は、血管の弾力性が失われることが原因の一つです。弾力性を失うことによって、血液の圧力を吸収できなくなり、その結果、高血圧になってしまうのです。逆に見ると、血管が弾力性を保ち、しなやかな状態であれば、血液の圧力を吸収することができて高血圧にはならないはずです。

ここで、やはりコラーゲンが関係してくることになります。前述のように動脈と静脈は、内膜、中膜、外膜の三層構造になっていますが、中膜と外膜は多くがコラーゲンでできています。

ですから、コラーゲンの新陳代謝がよくなって、常に新しいコラーゲンが生成されてそれが血管に供給されれば、血管は弾力性を保つことができると考えられます。そうなれば、高血圧は回避できる、あるいは回避できないまでも血圧の上昇の度合いを減らすことができると考えられます。

そのためには、体内でコラーゲンが活発に作られる状態にする必要があります。つまり、コラーゲンを生成する線維芽細胞の働きを活発にし、そして、コラーゲンの原料となるアミノ酸を十分に供給してやることです。その方法としては、やはりゼラチンパウダーを食べることがもっとも効率的と考えられます。

また、高血圧と関係の深い動脈硬化は、文字通り血管が硬くなるという状態ですが、加齢などによって血管が弾力性を失うことも原因の一つと考えられます。とくに脳や腎臓などの細い血管の動脈硬化は、血管の弾力性が失われて発生します。

「加齢による血管の硬化を防ぐのは困難では？」と感じる人もいると思いますが、硬化の度合いを低くするということは可能でしょう。つまり、血管を構成する繊維質を作っているコラーゲンの生成をうながし、血管を丈夫で弾力性のあるものにすることです。

その方法としては、コラーゲンの原料となる各種アミノ酸を効率よく供給してやることでしょう。やはりゼラチンパウダーを食べることがもっとも効果的と考えられるのです。つまり、**ゼラチンパウダーを食べることで、高血圧や動脈硬化を防げる可能性があるということです。**

ここで、話をお茶に戻しましょう。私はもう何年も意識して緑茶を飲むようにしていますが、市販されている有機栽培（化学合成の農薬や肥料を使わずに栽培）の緑茶をスーパーで買っています。お茶の場合、野菜と違って洗うことができないので、農薬が残留していた場合、そのままお湯の中に溶け出してしまいます。ですから、化学合成農薬を使わずに栽培された有機の製品がベターと考えられるのです。

最初に緑茶を積極的に飲むようになったころは、通常の緑茶で有機栽培されたものを飲んでいました。たとえば、小野園（東京都墨田区）の「鹿児島県産 有機緑茶 深蒸し茶」です。これは、近くのイトーヨーカドーで売っている製品で、有機栽培のお茶でありながら、１００gが６１３円（税込み）と、通常の緑茶よりもむしろ安いくらいです。しかも味は決して悪くないので、十分毎日飲み続けることができます。

最近は有機栽培の粉末茶を飲んでいます。こちらのほうがお茶に含まれるカテキンを多く摂れると考えたからです。たとえば、三井農林の「有機粉末茶 いつでもカテキン」です。これは有機栽培された緑茶を粉末状にしたもので、やはりイトーヨーカドーで購入しています。値段は80ｇで９４８円（税込み）です。

少し前までは急須に通常の有機栽培茶を入れ、さらにこの粉末茶を入れてお湯を注いで飲んでいましたが、現在は粉末茶だけを急須に入れて飲んでいます。どちらにしても、カテキンは十分摂れるのではないかと思います。

第3章

免疫力アップも期待できる！
プレーンヨーグルトを食べて、便秘や下痢をすっきり解決！

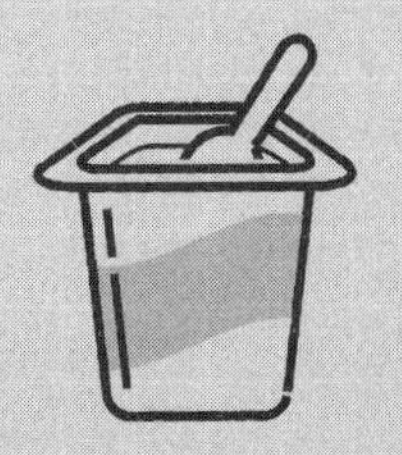

便秘にはプレーンヨーグルトが効く！

「よく下痢をする」、あるいは「便秘が何日も続く」という人は少なくないと思います。こうした状態が続けば、毎日生活していくのが辛くなるでしょう。

下痢や便秘の原因として、まずあげられるのは腸内細菌叢（腸内フローラ）の乱れです。大腸には、大腸菌や乳酸菌、ビフィズス菌、ウェルシュ菌などなど、たくさんの細菌が棲みついています。その種類は数百種類で、その数はなんと１００兆個以上におよぶといわれています。ちなみに、人間の細胞は全部で約60兆個（最近の説では37兆個）ですから、それよりも多い細菌が大腸に棲みついているのです。

それらは腸内細菌といわれますが、生活習慣が乱れると、腸内細菌のバランスも乱れて、有害物質を作るような細菌、いわゆる「悪玉菌」が増えてしまいます。すると腸内環境が悪化して、下痢や便秘などの症状が起こると考えられています。

その悪玉菌優勢の状態を正して、下痢や便秘を改善しようというのが、乳酸菌を主成分とした整腸薬です。善玉菌である乳酸菌を大腸に送り込んで悪玉菌の数を減らし、下痢や便秘を改善しようというものです。

なお、便秘で悩んでいるのは女性が多いようです。女性の場合、子宮で腸が圧迫されるため、便秘になりやすいのです。もちろん男性も便秘になる人がいます。それらの人たちは、便秘薬を常用しているというケースもあるようです。

ところで、乳酸菌を摂ることで下痢や便秘を改善しようというのなら、整腸薬を飲む以外にもによい方法があります。それは、スーパーやコンビニなどでプレーンヨーグルトを買ってきて、食べることです。ヨーグルトは牛乳などを乳酸菌で発酵させたものですから、ヨーグルトを食べれば、腸に乳酸菌を送り込むことができるのです。

「明治ブルガリアヨーグルトLB81プレーン」が便秘を改善する

さまざまなプレーンヨーグルトが売られていますが、代表的な製品の一つが、「明治ブルガリアヨーグルトＬＢ81プレーン」（明治）です。これは、ブルガリアで古くから利用されてきた乳酸菌を使って作られたヨーグルトです。ブルガリアは長寿の人が多く、ヨーグルトをよく食べることがその一因だといわれています。

この製品に使われているＬＢ81乳酸菌は善玉菌の代表格といえるもので、腸内の悪玉菌が増えるのを抑えて腸内環境を整え、便秘や下痢の状態を改善する働きがあります。前出の「『健康食品』の安全性・有効性情報」では、「明治ブルガリアヨーグルトＬＢ81ブレーン」について、「1日あたり１００ｇ以上を目安にお召し上がりになると効果的です」と結論づけています。

そして、次のような例を示しています（なお、「またこの情報か」と思う人もいるかもしれませんが、この情報は、医薬基盤・健康・栄養研究所の研究者たちが全世界の文献や研究データを収集して、利害に関係なく客観的に検討してその結果を公表しているものなので、健康食品やその成分に関して、現在日本で一番正確で信頼できる情報といえます。したがって、積極的にこの情報をみなさんにお知らせしたいと考えています）。

「健康女子大生（18～21歳）１０６人による、『明治ブルガリアヨーグルトＬＢ81』摂取試験を行った。1日あたり100g（1日あたりの摂取目安値）もしくは250gの2週間摂取により、排便回数および排便量の有意な増加、すなわち便通の改善効果と、『バナナ状+半練状』の出現度の上昇、すなわち便性の改善効果、およびスッキリ感の有意な増大が認められた。便通の改善効果は特に便秘傾向者で顕著に認められた」

つまり、**【明治ブルガリアヨーグルトLB81プレーン】を毎日食べることによって、腸内環境の改善が見られ、排便回数と便の量が増え、便の状態もよくなり、とくに便秘気味の人に改善が見られたということです。**このような結果に基づいて、「明治ブルガリアヨーグルトLB81プレーン」は、「お腹の調子を整える」トクホ（特定保健用食品）として、消費者庁から許可を受けています。

【森永ビヒダス プレーンヨーグルト】や【小岩井生乳100%ヨーグルト】もオススメ

「明治ブルガリアヨーグルトLB81プレーン」と同様に知られているのが、**【森永ビヒダス プレーンヨーグルト ビフィズス菌BB536】（森永乳業）で、これも便秘改**

善の効果があります。この製品は乳児の腸にいるビフィズス菌が入ったヨーグルトで、やはりお腹の調子を整えるトクホです。前出の『『健康食品』の安全性・有効性情報』では、その根拠として、次のような例をあげています。

「『ビヒダスプレーンヨーグルト』を1日当たり100g（BB536、2×10の9乗以上含有）を39名の便秘傾向の健常者（18～26歳の女性）に3週間摂取させ、BB536を含まないヨーグルトを摂取させたプラセボ期及び休止期を比較した結果、腸内フローラの改善、排便回数の改善、便性状の改善等が確認された」

文中の「BB536」とは、「森永ビヒダス プレーンヨーグルト ビフィズス菌BB536」に含まれるビフィズス菌の菌種のことです。「腸内フローラの改善」、すなわち腸内の細菌状態の改善が見られ、排便数が増えて、便性状もよくなったということです。この試験ではプラセボ（偽薬）を使って比較をしているので、より正確な結果が得られていると考えられます。

プレーンヨーグルトでもう一つオススメなのが、「小岩井生乳100%ヨーグルト」（小岩井乳業）です。これもトクホの許可を受けていて、「生きたビフィズス菌（ビフィドバクテリウム・ラクティスBB-12）の働きにより腸内の環境を改善し、おなかの

調子を良好に保ちます」という許可表示があります。私もこの製品をよく食べていますが、大腸の調子がよくなることを実感しています。

「『健康食品』の安全性・有効性情報」では、次のようなデータをあげています。

「健常成人16名（男性13名、女性3名、平均年齢39・8歳）を2群に分け、BB-12ヨーグルトを1日80gまたは150gを14日間摂取させた。150g摂取群では排便量の増加が認められ、一方80g摂取群および150g摂取群では、糞便内細菌叢改善および糞便アンモニア含量の低下が見られた。これらから、1日80gから150gの間では、整腸効果は摂取量依存的に誘導されると考えられた」

ここで、「BB-12ヨーグルト」とは、「小岩井生乳100%ヨーグルト」のことです。それを食べたところ、排便量の増加、便の細菌状態の改善、便のアンモニアの減少が認められたということです。また、次のようなデータもあげています。

「健常成人女性29名（平均年齢22・0歳）を2群に分け、BB-12ヨーグルトまたはBifidobacterium lactis BB-12株を含まないヨーグルト（プラセボヨーグルト）を1日100g、14日間摂取させた。便秘傾向者で、BB-12ヨーグルト摂取期でプラセボヨーグルト摂取期に比べて排便日数が増加した」

つまり、便秘気味の人の場合、「小岩井生乳100％ヨーグルト」を食べたところ、排便をする日数が増えて、便秘の状態が改善されたということです。

この製品は、ビフィズス菌を含んでいるだけでなく、とてもおいしいのです。生乳100％であるため、舌触りがなめらかで、酸味の少ない、食べやすいヨーグルトに仕上がっています。そのため、プレーンですが、そのまま十分食べられます。

なお、「明治ブルガリアヨーグルト」や「森永ビヒダスヨーグルト」の場合、イチゴやブルーベリーなどフルーツ味の製品も売られていますが、それらには刺激性の強い香料や安全性の不確かな合成甘味料が使われているので、避けるようにしてください。あくまでプレーンの製品を選ぶようにしてください。

下痢止めで安易に下痢を抑えるのはやめたほうがよい

ところで、「下痢を起こしたときには下痢止めを飲んでいる」という人も少なくないと思います。下痢止めの薬は数多くありますが、昔から広く使われている代表格は、なんといっても「正露丸」（大幸薬品）でしょう。これは、木（もく）クレオソートを主成分とした製品で、黒い玉になっていて、鼻をつくにおいがするのが特徴です。

木クレオソートは、ブナやマツなどを炭化する際に得られる木タールを蒸留して精製された液体で、石炭から作られたクレオソートと区別するために、木クレオソートといわれています。この木クレオソートには大腸の蠕動（ぜんどう）運動を抑制し、また、腸内の細菌の活動を抑えるという働きがあります。そのため、下痢が止まるのです。

しかし、それが体にとってよいことなのかというと、はなはだ疑問です。下痢をよく起こす人は、「お腹が弱い」と見られがちですが、一概にそうともいえません。なぜなら、下痢は体にとってよくないものが消化管に入り込んできた際に、それをいち早く体外に排泄してしまおうという働きでもあるからです。その意味では、体を有害なものから守る現象ともいえるのです。ちなみに、下痢の際の痛みは、大腸が有害なものを外に出そうとして、激しい蠕動運動を起こすために起こるものです。

したがって、「正露丸」のような薬を飲んで下痢を無理に止めてしまうと、排泄が十分行なわれなくなってしまいます。これは、有害なものが体内にとどまるということであり、かえってマイナスの影響をもたらすことになるのです。ですから、下痢止めの薬を安易に飲むのは、よくない場合もあるのです。

さらに、下痢止め薬の副作用も心配されます。［正露丸］の主成分は木クレオソートですが、それにはグアヤコール、クレオソール、フェノールなどが含まれています。しかし、毒性の強いものが多いのです。もっとも多く含まれているグアヤコールという物質は刺激性が強く、致死量は3～10gとされています。

ですから、服用すると、副作用が現れることもあります。製品の説明書には、副作用として、「発疹・発赤、かゆみ、むくみ、吐き気・嘔吐、便秘、食欲不振、胃部不快感、めまい、頭痛」が現れる可能性があると書かれています。

私も、子どものころに木クレオソートを主成分とする下痢止めを何度か飲んだことがあるのですが、飲むたびに太ももの内側に赤いブツブツ、いわゆる蕁麻疹（じんましん）ができてしまいました。そのため、飲むのをやめたことをはっきり覚えています。飲むのをやめてからは、蕁麻疹ができることはありませんでした。

下痢とは、有害な物質や細菌を早く体外に排泄するための現象ですから、無理に抑えるのはよくありません。むしろ排泄を促進する必要があります。そして、腸の乱れを整えてやる必要があります。それを同時に行なえるものとして、「梅干し番茶」をオススメしたいと思います。これは私が祖母から教えてもらったもので、下痢をしたときには、この梅干し番茶を飲むようにいわれ、それを実行しています。飲むとお腹が楽になります。そして、しばらくすると下痢の状態が穏やかになります。

梅干し番茶の作り方はいたって簡単です。熱いお湯で番茶を淹れて、そこに梅干しを入れ、スプーンなどで砕きます。お湯がぬるくなったら、梅干しとともに飲みます。これだけです。手間もお金もほとんどかかりません。

梅干しにはクエン酸などの酸が豊富に含まれているため、強い殺菌作用があります。夏場には弁当のご飯のうえに梅干しをのせると、ご飯が腐りにくくなりますが、これは梅干しの殺菌作用によるものです。ですから、梅干しを食べると食中毒を起こす菌の増殖を抑えると考えられます。

中国では、梅は古くから漢方薬として使われており、梅を燻製にしたものを烏梅(うばい)と呼んで、下痢止めや食物・薬物中毒などに対して使われてきました。したがって、梅干しにもそれに近い効果があると考えられます。

番茶を同時に飲むことは水分の補給にもなり、また腸の中の有害な物質や細菌を洗い流してくれるという効果も期待できます。こうした点で、梅干し番茶は下痢をした際に、手軽に利用できるものとしてオススメです。

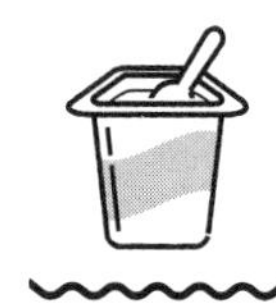

プレーンヨーグルトは大腸がんのリスクも減らしてくれる

プレーンヨーグルトを食べて腸内環境をよくすることは、大腸がんの予防にも役立ちます。

現在、日本人の死因の第1位はがんであり、4人に1人以上ががんで亡くなっています。さらに、がんを発病する人は、2人に1人という状況です。そして、日本人が発病するがんの中でもっとも多いのは大腸がんなのです。二番目が胃がん、三番目が肺がんと続きます（国立がん研究センター『2019年のがん統計予測』より）。

大腸がんの場合、腸内環境の善し悪しがその発生にかかわっています。というのも、**悪玉菌が有害物質を作り出し、それが大腸がんの発生リスクを高めているからです。**

悪玉菌の中には、アミノ酸から「アミン」という物質を作るものがいます。このアミンと、ハムやウインナーソーセージ、ベーコンなどの加工肉に使われている添加物の亜硝酸Naが反応すると、ニトロソアミン類に変化します。これには強い発がん性があるのです。ニトロソアミン類は10種類以上知られていて、いずれも動物実験で発がん性が認められています。中でも代表的なN－ニトロソジメチルアミンの発がん性はひじょうに強く、わずか0・0001〜0・0005％をえさや飲料水に混ぜてラットに与えた実験では、肝臓や腎臓にがんが認められています。

したがって、大腸内でニトロソアミン類が発生すると、それが粘膜の細胞の遺伝子を変異させ、それが積み重なることによって細胞ががん化し、やがて大腸がんが発生すると考えられます。

ですから、悪玉菌を減らし、善玉菌を増やすことで、腸内環境をよくして、ニトロソアミン類の発生を減らすことが重要なのです。

そのためには、これまでに紹介したプレーンヨーグルトを食べることが有効と考えられます。プレーンヨーグルトはいずれも乳酸菌やビフィズス菌を含み、それらによって悪玉菌を減らし、腸内環境をよくしてくれるからです。つまり、**プレーンヨーグルトを食べることで、大腸がんの発生リスクを減らすことができるということです。**

「R－1低脂肪」で免疫力アップを期待！

ところで、最近になって腸は免疫と深くかかわっていることがわかってきていますが、ヨーグルトを食べることで免疫力を高めることも期待できます。

コンビニやスーパーなどにズラッと並んでいる明治の「R－1」というヨーグルトをご存知だと思います。パッケージには「強さひきだす乳酸菌」と表示されています。これは「免疫力を高める」ということを婉曲的にいっているのです。「R－1」は、トクホでも機能性表示食品でもありません。したがって、効果や機能をうたうことはできないので、こんな回りくどい表現になっているのです。

なお、製品名の「R－1」とは、ブルガリア菌の一種のラクトバチルスブルガリカスOLL1073R－1（乳酸菌1073R－1）の最後の「R－1」をとったものです。明治によると、この菌は特定の多糖体を作り出すため、それが免疫力を高めて風邪やインフルエンザの感染を防ぐといいます。

同社では、山形県舟形町に住む健康な70～80歳の57人と佐賀県有田町に住む健康な

60歳以上85名をそれぞれ2つの群に分け、一方の群には乳酸菌1073R-1を含むヨーグルトを1日90g、もう一方の群には牛乳を1日100ml飲んでもらいました。期間は、舟形町では8週間、有田町では12週間です。

その結果、牛乳を飲んだ群の風邪をひくリスクを1とすると、乳酸菌1073R-1入りヨーグルトを食べた群では、舟形町で0・29、有田町で0・44、平均で0・39と、ヨーグルトを食べた群のほうが明らかに低かったといいます。

そこで明治では「強さひきだす乳酸菌」と銘打って、この菌を含むヨーグルトを売り出したのです。

［R-1］にはいくつか姉妹品があるのですが、オススメは［R-1低脂肪］です。なぜなら、添加物が使われていないからです。原材料は、「生乳、乳製品、砂糖、乳たんぱく質」です。砂糖が入っているのでプレーンとはいえませんが、プレーンに近いといえるでしょう。ちなみに、通常の［R-1］には天然添加物のステビアが使われているので、オススメはできません。

ただし、［R-1低脂肪］は1個（112g）140円（税込み）くらいするので、それを毎日食べるとお金がかかります。そこで私は、ヨーグルトメーカーを使い、

「R-1低脂肪」と牛乳からヨーグルトを作って食べています。ヨーグルトメーカーで作ったヨーグルトを100mlほど残すことで、それをもとにさらにヨーグルトを作ることもできますから、それを繰り返していくと経済的です。ヨーグルトメーカーは、ヨドバシカメラなどの電気量販店で、2000〜3000円くらいで売っています。

このヨーグルトを食べ続けることで免疫力が上がったかどうかを確認するのは難しいのですが、前述のように山形県と佐賀県の調査では風邪にかかるリスクが低下したということなので、私自身もそれを期待しているという感じです。

また、この製品に含まれているのは乳酸菌の一種なので、悪玉菌を減らして腸内環境をよくすることは期待できます。さらに免疫力がアップすれば一石二鳥ということになります。

なお、2020年3月から「R-1プレーン」が発売されました。原材料は「生乳、乳製品」で、砂糖も添加物も使われていません。「プレーンが好き」という人は、こちらを買い求めるとよいでしょう。1個（336g）が408円（税込み）でした。

ヨーグルトの場合、人によって「合う」「合わない」がありますので、自分に合うものを選ぶようにしてください。

第4章

新型コロナにも効く!?
ココアは便通をよくし、免疫力を高めてくれる

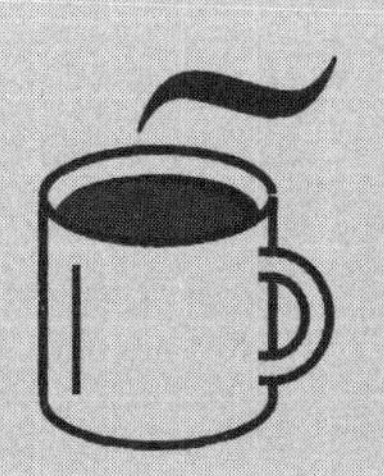

食物繊維・リグニンが便の量を増やし、排便回数も増やす

最近、チョコレートの健康増進効果が注目されており、「チョコレート効果」(明治)という製品がスーパーやドラッグストアなどに大量に並べられています。

なぜチョコレートが注目されているのかというと、その原材料であるカカオ豆に含まれているカカオポリフェノールやその他の栄養成分が健康増進に効果があると考えられているからです。であるならば、カカオ豆そのものを摂ったほうが、よりそれに含まれる成分を摂取することができます。そこでオススメなのが、ココアパウダーです。

ココアパウダーは、カカオ豆の皮をむいて、それを炒ってすり潰し、さらに脂肪分を取り除いてパウダー状にしたものです。したがって、脂肪分以外のカカオ豆の成分がたっぷり含まれているのです。ちなみに、チョコレートはカカオ豆を炒ってすり潰したものに、ミルクや砂糖などを加えて練り上げ、型に流し込んで冷やし、固めたものです。

ココアパウダーに含まれる主な成分は、カカオポリフェノール、食物繊維、鉄・マグネシウム・亜鉛などのミネラル類、そしてカカオ豆に含まれる独特の成分であるテオブロミンです。

私はココアパウダーを毎日摂り続けて2年くらいになりますが、まず実感したのは便通の改善です。ココアパウダーには、リグニンなどの食物繊維が豊富に含まれています。それらが便の量を増やし、便通を改善してくれるようです。

ロングセラーの［森永ココア］を愛飲

［森永ココア 純ココア］という製品を長年にわたって販売している森永製菓では、自社のホームページに「ココア摂取による便通および便臭改善ヒト試験について」と題して、ココアが便通をよくするという試験結果を紹介しています。［森永ココア 純コ

コア」の原材料はココアパウダーのみで、糖類や添加物は含まれません。私はこの製品をずっと愛飲しています。

さて、この試験では20歳から60歳までの健康な男女で、便秘傾向の22人を対象としました。そして、対象者を無作為に2群に分けました。

被験食品は、ココア10g（リグニン含有1・5g）に飲みやすくするために砂糖を加えたもので、飲料として提供されました。一方、被験食品の対照として（対照食品）、外観や容量、色などから区別できないように調整し、同量の砂糖を加えたココア風味飲料（リグニン含有0g）を提供しました。

そして、2週間ずつのクロスオーバー試験が実施されました。これは被験食品を対象者の一群に2週間飲んでもらい、同時に対照食品をもう一つの対象者群に2週間飲んでもらい、2週間開けてから今度は被験食品と対照食品を逆にして、それぞれの群に2週間飲んでもらうというものです。

これを実施した後、対象者にアンケート調査を行ない、評価しました。アンケートの内容は、排便回数、排便量、便性状、便臭についてです。さらに、機器分析によって、糞便中のアンモニア、インドール、スカトール濃度を測定しました。

その結果、被験食品を飲んだ群では、排便回数の増加が認められたのです。すなわち、摂取2週間の排便回数の合計が、被験食品（ココア10ｇ）摂取時では、開始前が8・4±0・6回であったのに対し、摂取期が9・3±0・7回でした。一方、対照食品摂取時では、開始前が8・2±0・5回、摂取期が8・1±0・6でした。

これは、対象者に1日ごとの排便回数を記録してもらい、被験食品（ココア10ｇ）と対照食品について、摂取開始前と摂取後の平均値を比較したものです。

つまり、ココア10ｇを摂取した場合、排便回数が8・4回から9・3回に増えたのに対して、対照食品を摂取した場合は、8・2回から8・1回とほとんど変わらなかったということです。この結果について、森永製菓では、次のように解説しています。

「ココアに特徴的に多く含まれているリグニンは、ココア含有不溶性食物繊維の約60％を占め、他の不溶性食物繊維であるセルロースやヘミセルロースに比較して消化管

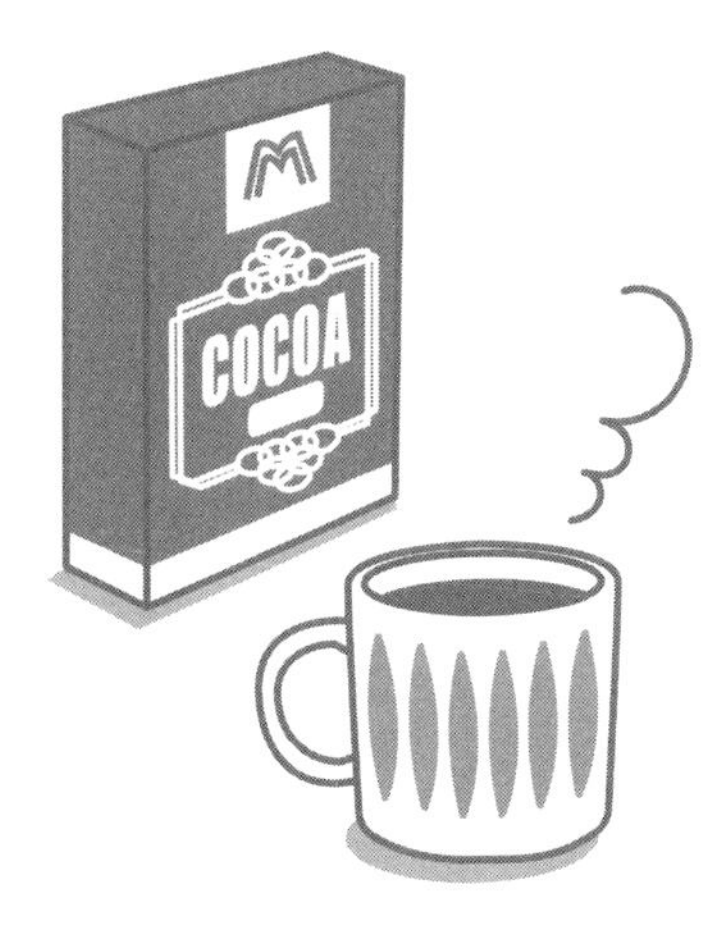

内で消化性が極めて低く、その約80％が便中に排泄されます。

今回の被験食品であるココアのカカオリグニン量は1回分10ｇ当たり約1・5ｇでした。従って約1・2ｇのリグニンが消化されずに便中に残り、周囲の水分を吸収・膨潤することで便が嵩増しされ大腸を刺激し、便意を催すことから排便回数を増加し便通改善につながったと考えられます」

ココアを摂取した2週間の排便回数の平均が8・4から9・3回に増えたとのことで、こうした説明になっているのです。「排便回数の増え方が少ないんじゃないの？」という疑問を持つ方もいると思います。私もそう思うのですが、医薬品ではないので、それほど劇的に増えなくても致し方ないでしょう。それでも便秘気味の人にとっては便の量が増えて、排便の回数が少しでも増えたことは、便秘の改善につながるといえるでしょう。

また、この試験では、便の不快な臭いのもとであるアンモニアの量が減っていました。糞便中のアンモニアの量は、被験食品摂取時ではマイナス0・19±0・05㎎／ｇと減少し、一方、対照食品摂取時では0・10±0・06㎎／ｇ増加していました。この結果については、次のように解説しています。

「リグニンが消化粥中のアンモニア量を減少させたとするSchedleらが行った研究からも、リグニンが便臭改善においても主たる関与成分であることを示唆しています。Schedleらはアンモニア量が有意に減少したメカニズムとして、リグニンによる大腸内での発酵状態の変化およびアンモニアの吸着と考察しています」

一般にリグニンは木材に含まれる食物繊維で、セルロースとともに木材の重要な構成成分です。木材中に20〜30％含まれており、細胞間の接合や細胞壁の強化などに役立っているものです。ココアパウダーにはそのリグニンが豊富に含まれているのです。

私の場合もココアパウダーを摂るようになってから、確かに便の不快な臭いが弱くなったように感じます。おそらく不快な臭いのもとのアンモニアが、リグニンに吸着されているからでしょう。

新型コロナウイルスにも有効!? ココアがウイルス感染を抑制する

さらに森永製菓では、ココアがインフルエンザの感染を予防する働きがあるかどうかについても試験を実施し、その結果を同様にホームページで公開しています。

この試験では新型インフルエンザに罹患歴がない、健常な123人を対象とし、新型インフルエンザウイルスワクチンを接種した際にココア飲用によって、免疫力が増強されるか、否かを調べました。

その方法ですが、対象者を2群に分けて、63人の被験群にはワクチンを接種する1週間前から森永製菓の［カカオ2倍］を毎日1杯、お湯に溶かして飲んでもらい、さらにワクチン接種後の2週間、合わせて3週間飲んでもらいました。

一方、もう一つの60人の対照群には、ワクチンを接種してもらい、同様に3週間の間、ココアやチョコレートを摂取しないようにしてもらいました。

その結果、インフルエンザウイルスを攻撃する中和抗体が、被験群と対照群とも増加しました。ただし、被験群と対照群との間に、中和抗体の量に差は見られませんでした。

また、免疫細胞の一種であるＮＫ（ナチュラルキラー）細胞についても調べました。その結果、被験群と対照群とも、ＮＫ細胞の活性化が認められました。そして、被験群のほうが、対照群よりも、ＮＫ細胞の活性化の度合いが高かったのです。

ＮＫ細胞はリンパ球の一種で、全身を巡りながらウイルスに感染した細胞やがん細

胞などを見つけて攻撃します。それが活性化されたということは、それだけウイルスやがん細胞の増殖を抑える力が高まるということです。

また、森永製菓では、A型インフルエンザウイルス2種類、B型インフルエンザウイルス1種類、鳥インフルエンザウイルス1種類について、ココア熱水抽出液を試験管内で作用させたところ、いずれのウイルスについても感染抑制効果が確認されたとのことです。

そのメカニズムについて、「ココア熱水抽出液はインフルエンザウイルスが細胞に吸着することを阻害することにより感染を抑制している可能性が高い」と解説しています。なお、この試験で使われたココア熱水抽出液の濃度は、0・004〜1・8%であり、通常飲用しているココアの濃度4%よりも低いとのことです。

「これって、新型コロナウイルスにも効果があるということ?」と期待する人もいると思います。新型コロナウイルスの場合、表面の突起が人間の細胞に結合し、そこから細胞内に入り込んで増殖することがわかっています。ですから、**もしココアに含まれる成分が、インフルエンザウイルスに対してと同じように、新型コロナウイルスに対しても細胞への吸着を阻害することができれば、細胞に入り込むことが防げると考**

えられます。

インフルエンザウイルスと新型コロナウイルスとではその構造が違うので、実際にどうなのかはわかりませんが、その可能性はゼロではないでしょう。

カカオポリフェノールとテオブロミンが血管を広げる

ココアパウダーには、カカオポリフェノールが含まれています。ポリフェノールとは、フェノールという物質がいくつも結合した状態のもので、植物に含まれています。赤ワインの消費量の多いフランスでは、心臓病による死亡率が低く、その理由が赤ワインに含まれるポリフェノールであると指摘されて注目されました。

カカオポリフェノールについて、神戸徳洲会病院では、ホームページで次のように述べています。

「・カカオポリフェノールを摂取することで、血管が広がり、血圧低下の効果が期待できます。

・カカオポリフェノールには『ＬＤＬ（悪玉）コレステロールの酸化』を防ぐ、抗酸化作用があるため、動脈硬化の予防が期待できます。
・人は年齢とともにシミ・シワが増え、老化していきます。その老化の原因は人の体内にある『活性酸素』です。カカオポリフェノールの抗酸化作用が活性酸素の働きを抑制し、老化防止の効果が期待できます」

以上ですが、利害関係のある企業ではなく、名の通った病院がホームページでこのように解説している点が注目されます。ちなみに、お茶に含まれるカテキンもポリフェノールの一種であり、根本的にポリフェノールには血液の流れをよくする働きがあると考えられます。

さらに、ココアにはテオブロミンという独特の成分が含まれていますが、この成分の働きも注目されるところです。

テオブロミンはアルカロイドの一種です。「それって、ヘロインやコカインと同じでは?」と思う人もいるでしょう。アルカロイドとは、植物に含まれる窒素(N)を含む化学物質で、動物に対して強い生理作用があります。コーヒーやお茶などに含まれるカフェイン、タバコに含まれるニコチン、そして、麻薬の一種のヘロインやコカインも、アルカロイドの一種です。ただし、ひとくちにアルカロイドといってもさまざまな種類があり、それぞれ生理作用は大きく違っているのです。

テオブロミンは、カカオのほかにガラナやマテ茶などにも含まれており、血管拡張作用、中枢神経刺激作用、利尿作用などがあるとされています。したがって、これによっても血管が広がって、血液の流れがよくなることが期待できるのです。

ただし、片頭痛の人にはよくないようです。チョコレートを食べると片頭痛を起こすという話をよく聞きますが、どうやらこのテオブロミンが関係しているようです。

また、イヌやネコにとってテオブロミンは害をもたらすようで、量が多いと中毒症状を起こします。ただし、人間の場合は、テオブロミンが早く代謝されるため一般には害はありませんので、安心してください。

なお、市販のココアには砂糖や乳成分、添加物の乳化剤や香料などが入った製品もありますが、それらを含まないココアパウダーのみのものがよいでしょう。それから、ココアパウダーのみの製品でも、粗悪なものもあるので注意してください。

病気知らず、
医者いらずの体を作る

オススメ食品
パートⅡ

20年以上も医者にかかっていない
筆者がオススメする、
健康を作り、免疫を上げる製品を紹介！

- ハチミツ
- ニンニク
- 日本そば
- 漢方薬

これを食べなさい！

ハチミツ❶

セブンプレミアム
純粋はちみつ

セブン&アイ・ホールディングス

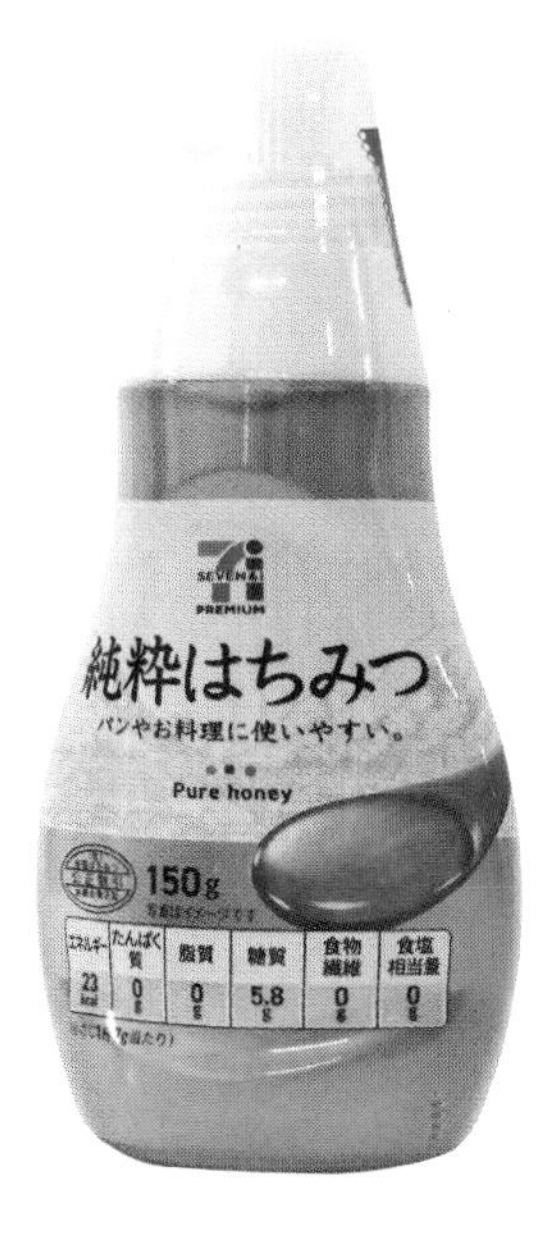

のどの荒れや痛みの予防に、
低価格なのがうれしい
すっきりした味わいのハチミツ。

名称	はちみつ
原材料名	はちみつ（中国）
内容量	150g
保存方法	直射日光・高温多湿をさけて、保存してください
製造者	加藤美蜂園本舗（神奈川県横浜市）

栄養成分表示
（小さじ1杯7gあたり）

エネルギー	23kcal
たんぱく質	0g
脂質	0g
炭水化物	5.8g
（糖質 5.8g、食物繊維 0g）	
食塩相当量	0g

独特の形の容器には、「パンやお料理に使いやすい」と書かれています。ハチミツはビンに入った製品もありますが、その場合スプーンを使わなければならず、それを置く場所に困ったり、洗うのが手間ということがあります。また、スプーンですくう際にハチミツが垂れるという問題もあります。しかし、この容器は、口を下に向けて押すことによってハチミツが出てくるので、スプーンを使う必要はなく、垂れることもありません。その点、使い勝手がよいのです。

容器の裏面には、「この商品はセブン＆アイグループと株式会社加藤美蜂園本舗の共同開発商品です」と書かれています。加藤美蜂園本舗は、ポピュラーな「サクラ印ハチミツ」を製造している会社です。なおセブンプレミアムの製品はメーカーから直接仕入れるので、流通コストが抑えられるため、値段が安いという特徴があります。

この製品も1個（150g）が289円（税込み）と、ハチミツとしては低価格。すっきりとした味のハチミツで、食しやすいと思います。私の場合、自分専用にしていますから、容器から直接口にハチミツを入れ、のどをうるおすようにしています。この方法だと、簡単にハチミツを摂ることができます。主にセブン‐イレブンとイトーヨーカドーで売られています。

これを食べなさい！

はちみつ100%のキャンデー

扇雀飴本舗

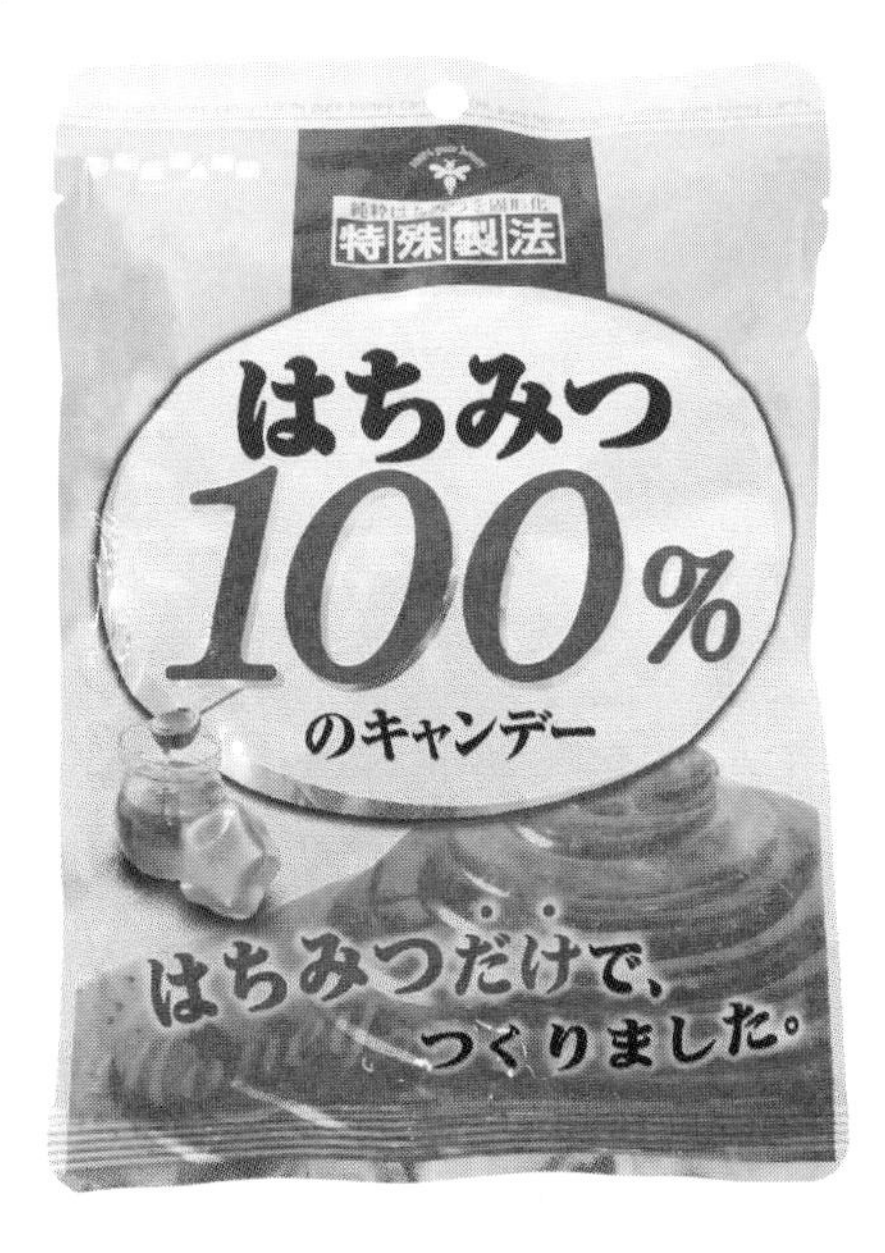

外出時ののどの保護に重宝する、
ハチミツだけで作られた飴。

名称	キャンデー
原材料名	はちみつ
内容量	51g
保存方法	直射日光のあたる所、高温多湿を避け、涼しい場所で保存してください
製造者	扇雀飴本舗（大阪市中央区）

栄養成分表示
（1粒3.3gあたり）

エネルギー	13.1kcal
たんぱく質	0g
脂質	0g
炭水化物	3.3g
食塩相当量	0g

老舗の飴専門メーカーが開発した製品です。袋には、「純粋はちみつを固形化／特殊製法」と表示されています。また、「はちみつだけで、つくりました」と大きく表示されています。

裏面には、「はちみつだけの、おいしさ」とあり、さらに次のように書かれています。「みつばちが運んできた１００％純粋なはちみつを、何も加えずに固めました。原材料は、はちみつだけ。その他の材料は一切使用していません。はちみつそのもののおいしさをお楽しみください」

一般に飴やキャンディには砂糖や添加物が使われているのですが、この製品にはそれらは一切使われていないということです。実際に舐めてみると、添加物の雑味を感じることはなく、ハチミツの甘さそのものなので、ウソではないようです。

ハチミツをそのまま固形化としたということで、ハチミツに含まれる成分がそのまま入っているため、このキャンディを舐めていると、ハチミツを舐めているのと同じような状態になります。そして、ハチミツと同様な効果が期待できます。外出時にハチミツの容器を持ち運ぶのは面倒ですが、このキャンディならバッグや服のポケットに入れることができるので便利です。値段は１袋（51ｇ）が１８０円（税別）でした。

これを食べなさい!

ファミリーマートコレクション 純粋レンゲはちみつ

ファミリーマート

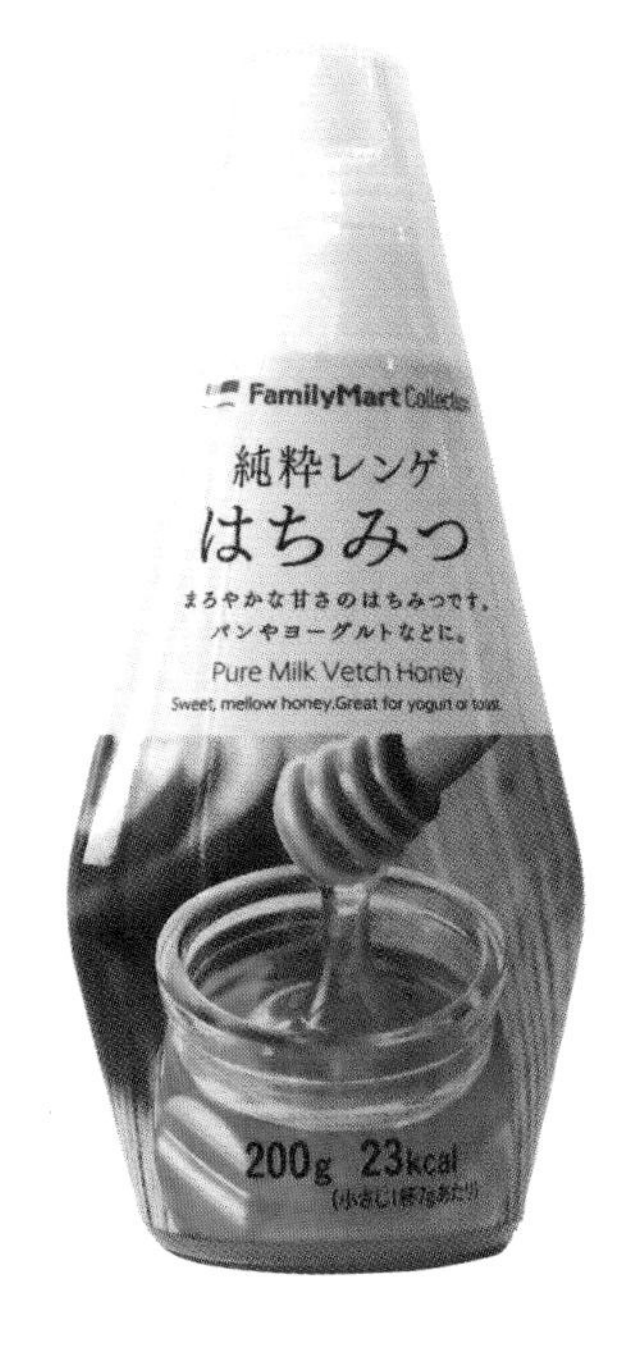

レンゲの花の蜜で作られた
まろやかな味わいのハチミツ。

名称	はちみつ
原材料名	レンゲはちみつ（中国）
内容量	200g
保存方法	直射日光を避け常温で保存
製造者	加藤美蜂園本舗（神奈川県横浜市）

栄養成分表示
（小さじ1杯7gあたり）

エネルギー	23kcal
たんぱく質	0g
脂質	0g
炭水化物	5.8g
食塩相当量	0.001g

この製品はファミリーマートのプライベートブランド（ＰＢ）の一つです。容器の裏面には、「この製品は（株）ファミリーマートと（株）加藤美蜂園本舗が共同開発した商品です」と書かれています。

「加藤美蜂園本舗って、どこかで聞いたことがある」と思った人もいるでしょうが、前述の「セブンプレミアム 純粋はちみつ」を作っている会社です。つまり、どちらの製品も、同じ会社が製造しているということです。

容器には、「まろやかな甘さのはちみつです。パンやヨーグルトなどに」と書かれています。

製造者が同じということもあってか、「セブンプレミアム 純粋はちみつ」と味はそれほど変わらないように思います。ただし、レンゲの花の蜜からできているということで、多少違うようにも思えます。

値段は、１個（２００ｇ）が３４９円（税込み）でした。ですから１ｇあたり１・７４５円となります。一方、「セブンプレミアム 純粋はちみつ」は、１ｇあたり１・９２７円なので、こちらのほうが多少安いことになります。

これを食べなさい！

トップバリュ カナダ産純粋はちみつ

イオン

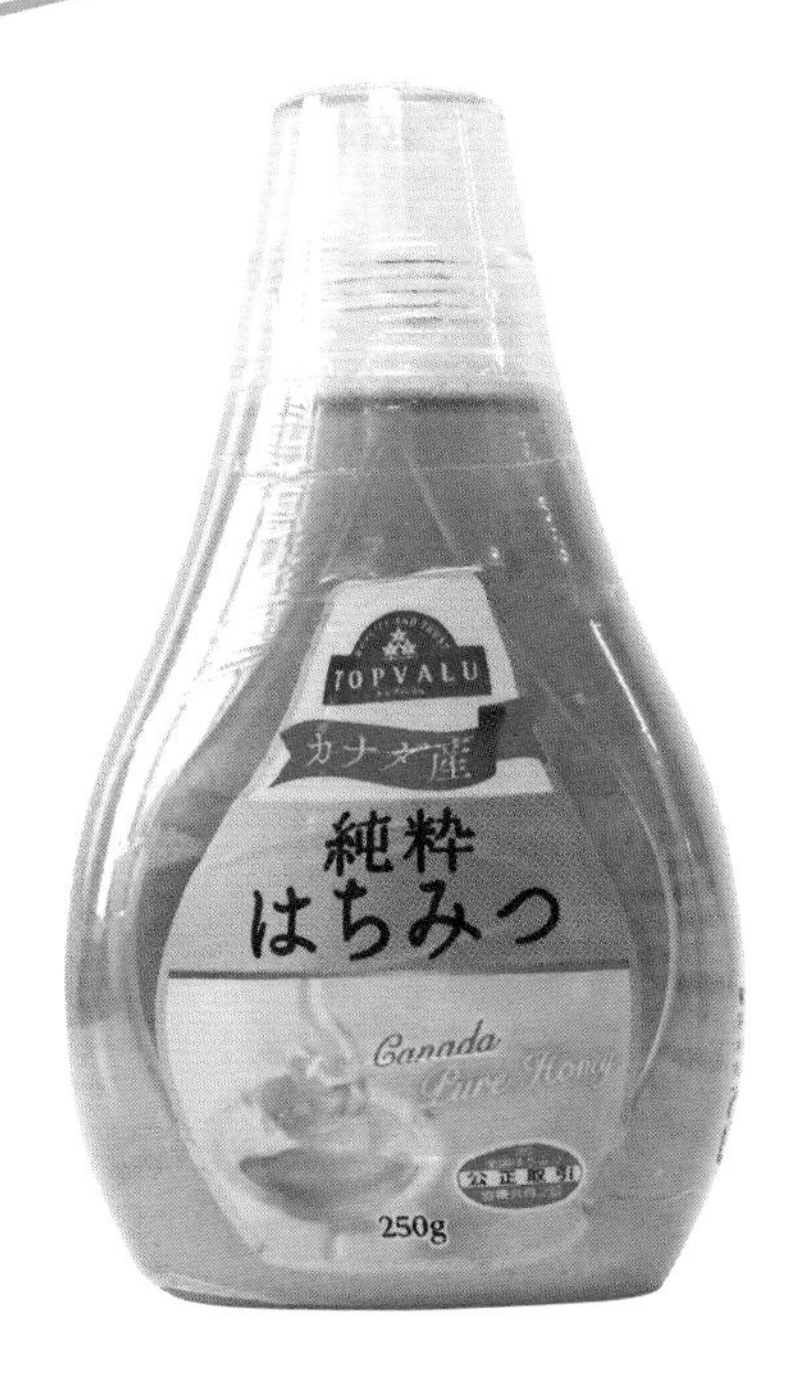

カナダ産のハチミツから作られたイオンのPB商品。

名称	はちみつ
原材料名	はちみつ（カナダ）
内容量	250g
保存方法	直射日光を避けて常温で保存してください
販売者	イオン
製造所	水谷養蜂園（三重県松阪市）

栄養成分表示（100gあたり）

エネルギー……327kcal
たんぱく質……0.1g
脂質……0g
炭水化物……81.7g
（糖質81.7g、食物繊維0g）
食塩相当量……0.0g

イオンのＰＢの一つです。［セブンプレミアム 純粋はちみつ］と［ファミリーマートコレクション 純粋レンゲはちみつ］の原材料のハチミツは、いずれも中国で生産されたものですが、この製品はカナダで生産されたハチミツを使っています。

また、前の二つの製品に比べて、容器が大型で２５０ｇ入りとなっています。味はそれほど変わらないように思います。

容器には、「紅茶等のお茶にははちみつを入れると、お茶のタンニンとはちみつの鉄分が結びつき、お茶の色が濃くなることがありますが、そのままお召し上がりください」と書かれています。ほかの製品にはとくにこうした注意書きはありませんが、同じようなことがいえるのでしょう。

また、「はちみつは温度変化や振動、保存状態により結晶がおきやすくなりますので、冷蔵庫に保存しないでください。結晶した場合は湯煎（50～60℃程度）すると元の液状にもどります」とも書かれています。

値段は１個（２５０ｇ）が４９８円（税別）でした。税込みだと５３７円となりますので、１ｇあたりは２・１４８円です。

サクラ印ハチミツ
メキシコ産 純粋はちみつ
サクラ印ハチミツ

ともに加藤美蜂園本舗

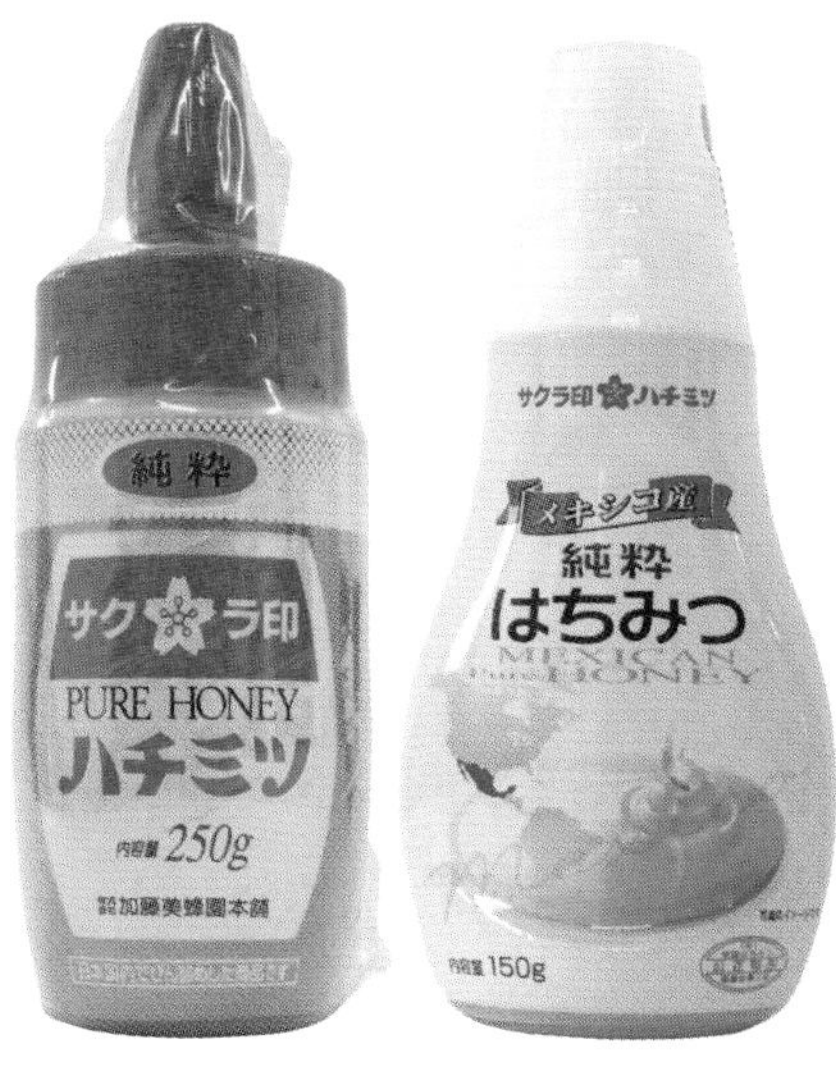

各社のPB商品を製造している
加藤美蜂園本舗のオリジナル商品。

※写真右の商品

名称	はちみつ
原材料名	はちみつ（メキシコ）
内容量	150g
保存方法	直射日光を避け常温で保存
製造所	加藤美蜂園本舗（神奈川県横浜市）

栄養成分表示
（小さじ1杯7gあたり）

エネルギー	23kcal
たんぱく質	0g
脂質	0g
炭水化物	5.8g
食塩相当量	0.0g

昔から売られている「サクラ印ハチミツ」を製造している加藤美蜂園本舗の製品です。メキシコ産のハチミツを使っているのが特徴です。

前述のように「セブンプレミアム 純粋はちみつ」も「ファミリーマートコレクション 純粋レンゲはちみつ」もこの会社が製造していますが、本製品はメキシコ産のハチミツとあって、ほかの2製品とは味が少し違います。

値段は1個（150g）が375円（税込み）でした。ですから、1gあたり2・5円となります。やはりPBのハチミツに比べると高いようです。

一方、昔からある「サクラ印ハチミツ」のほうは、1個（250g）が398円（税別）でした。税込みにすると、429円となり、1gあたり1・716円となります。つまり、これまで紹介したハチミツの中で一番安いということになります。

こちらの製品の容器には、「まろやかな甘さとコクのある風味が特長の、美味しい純粋ハチミツです」と書かれています。

ただし、ハチミツの原産国は、「中国、アルゼンチン、ニュージーランド、カナダ、その他」となっていますから、いろんな国でとれたハチミツを混ぜ合わせた製品のようです。

これを食べなさい!

ニンニク❶

トップバリュ 食欲をそそる風味ガーリック

イオン

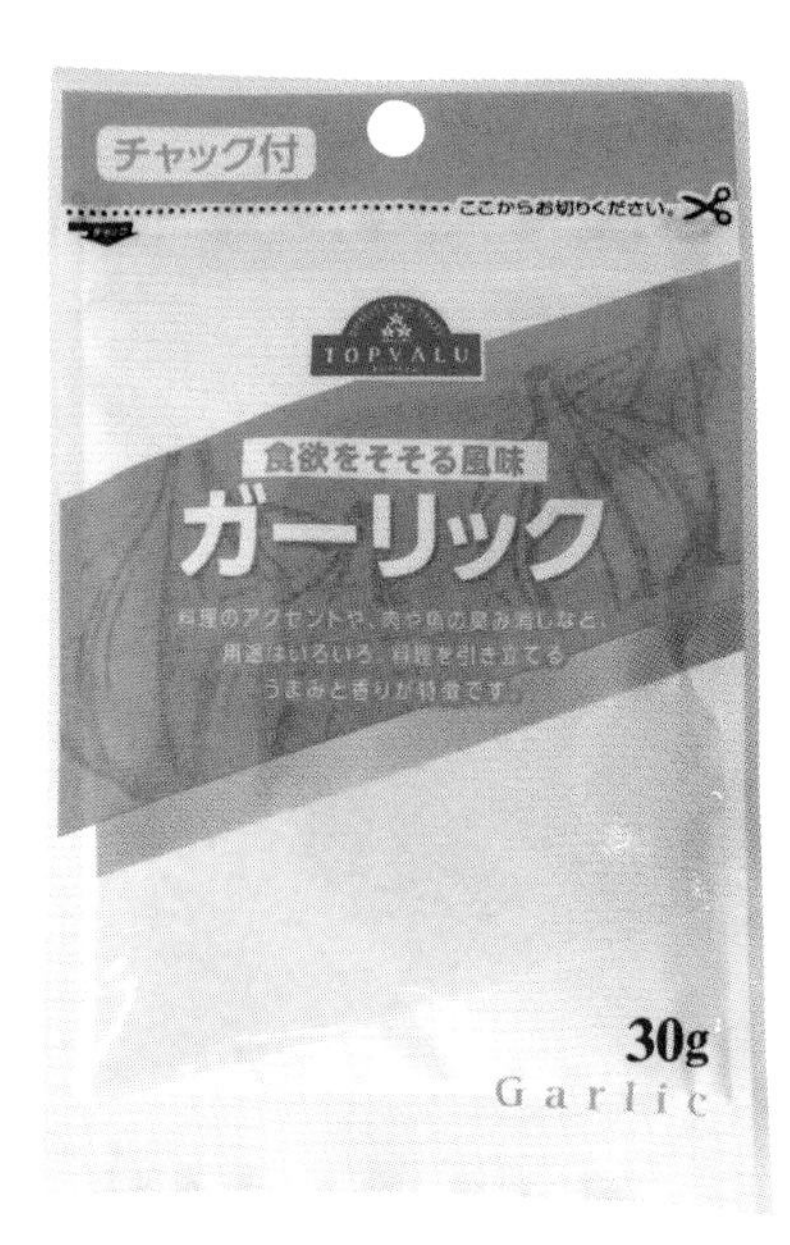

ニンニクには強い殺菌作用のほか、
血圧を下げる効果もある。
パウダーなら手間なく使えて便利。

名称	ガーリック
原材料名	ガーリック
内容量	30g
保存方法	直射日光、高温多湿を避けて保存してください
販売者	イオン
加工所	大伸(埼玉県比企郡)

栄養成分表示
(1gあたり)

エネルギー……4kcal
たんぱく質……0.2g
脂質……0.006g
炭水化物……0.8g
(糖質 0.6g、食物繊維 0.2g)
食塩相当量……0.0005g

ニンニクを乾燥させてパウダー状にしたものです。生ニンニクと違って、切ったり、擦りおろしたりする手間がかかりません。

パッケージには、「野菜炒め、ラーメン、スープ、チャーハンなどにご利用くださ い」と書かれています。また、「加熱せず、そのままでもご使用いただけます」とも書かれています。

実際にその通りで、野菜炒めにパラパラとふりかければ、ニンニクの香りと味をだすことができます。チャーハンも、炒める際にふりかけるとよいでしょう。ラーメンやスープには、そのままふりかけて食べることができます。

もちろんパスタにも利用できます。パスタの具を炒める際にふりかけたり、あるいはペペロンチーノのようにあまり具を使わない場合は、パスタに直接ふりかけるとよいでしょう。

値段は1袋（30g入り）が90円（税別）と、とてもリーズナブルです。なお、加工所の大伸は、エスビー食品のグループ会社です。

これを食べなさい！

S&B ガーリック（あらびき）
ローストガーリック（あらびき）

ともにエスビー食品

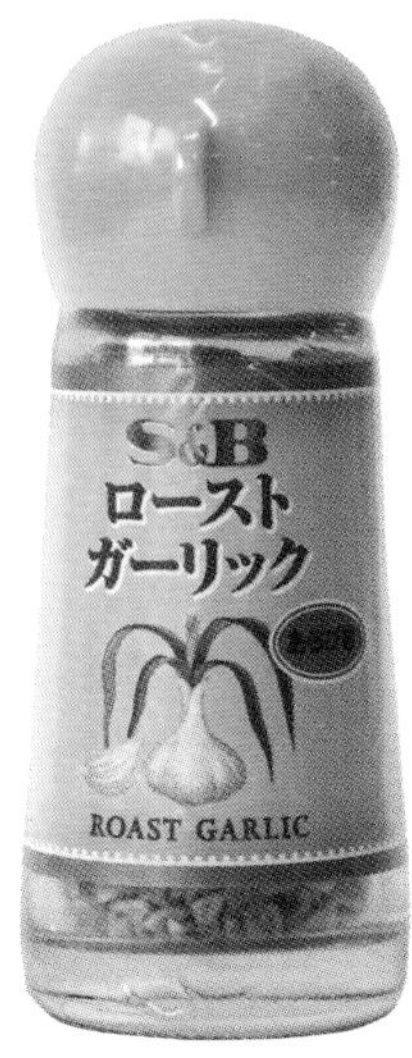

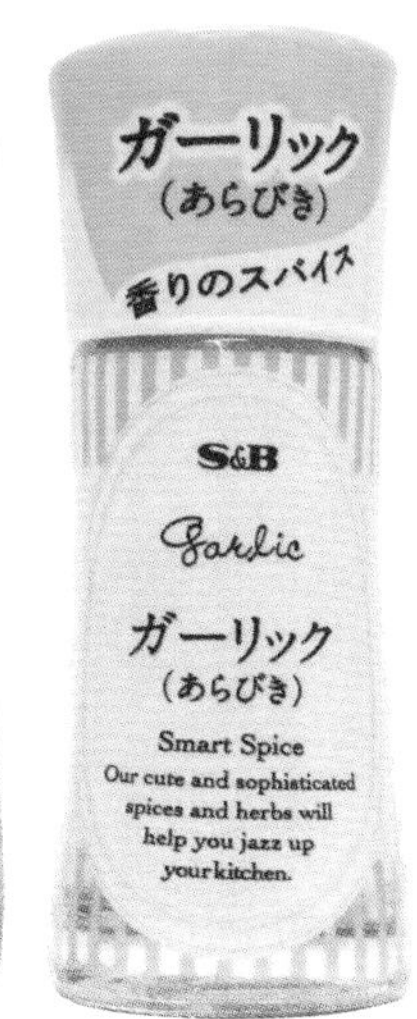

風味豊かなニンニクパウダー。
さまざまな料理にふりかけて
ニンニクのエキスを摂ろう。

※写真右の商品

名称	ガーリック
原材料名	ガーリック
内容量	9g
保存方法	直射日光、高温多湿を避けて保存してください
原産国名	中国
販売者	エスビー食品
加工所	大伸（埼玉県比企郡）

製品名に「あらびき」とカッコ書きでありますが、パウダー状の製品です。ビンには、「いろいろな料理をひきたてる旨みと香り」と書かれ、「ステーキ、パスタ、野菜炒めなどに」とあります。

もちろん、前述の「トップバリュ 食欲をそそる風味ガーリック」と同様に、ラーメンやチャーハンなどにも使えます。

値段は1ビン（9ｇ入り）が98円（税別）でした。

また、エスビー食品では「S&B ローストガーリック」という製品も出しています。こちらはその名の通り、ガーリックをローストしたもので、荒い粒状になっています。パウダーと同様に、野菜炒めやパスタ、ステーキ、ラーメンなどに使えます。「パウダーは好きではない」という人には、こちらの製品がよいでしょう。なお、こちらは加工所が「エスビー食品」となっています。

値段は1ビン（16ｇ入り）が165円（税別）でした。

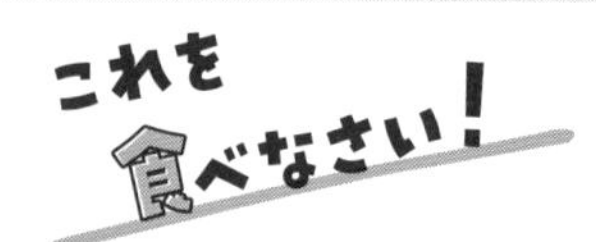

ギャバン あらびきガーリック

ハウス食品

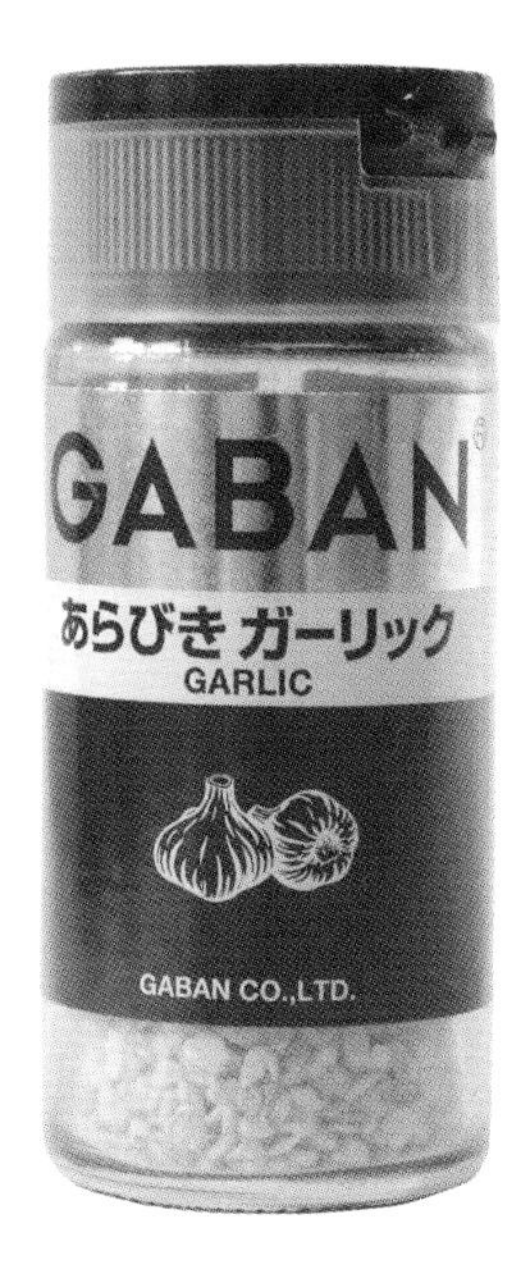

有名ブランドのスパイスシリーズ。
荒い粒状で、手軽にニンニクの
風味を味わえる。

名称	ガーリック
内容量	21g
原産国名	アメリカ
販売者	ハウス食品
加工所	ギャバン（静岡県掛川市）

栄養成分表示
（1本21gあたり）

エネルギー	76kcal
たんぱく質	3.9g
脂質	0.053g
炭水化物	15.0g
食塩相当量	0.018g

スパイスの有名ブランド［ギャバン］シリーズの製品ですが、販売者はハウス食品です。ビンには、「スパゲッティや炒めものにガーリックの風味づけを。ペペロンチーノ、肉料理などに」と書かれています。そして、小さな文字で「本製品は、（株）ギャバンとハウス食品（株）との業務提携による製品です」とあります。

ガーリックを乾燥させて砕いたもので、荒い粒状になっています。パスタや野菜炒めなどさまざまな料理にふりかけることで利用できます。

値段は、1ビン（21g入り）が257円（税込み）でした。

ハウス食品では、ほかに［ハウス ガーリック〈顆粒〉］という製品も販売しています。ちなみに、この製品の加工所はハウス食品です。こちらは製品名通り、ガーリックを細かい顆粒状にしたものです。

値段は、1ビン（16g入り）が131円（税別）でした。［ギャバン あらびきガーリック］に比べて割安なのですが、この製品には、ガーリックパウダーのほかにでんぷんが使われ、さらに調味料（アミノ酸）と香辛料抽出物が添加されているので、あまりオススメはできません。

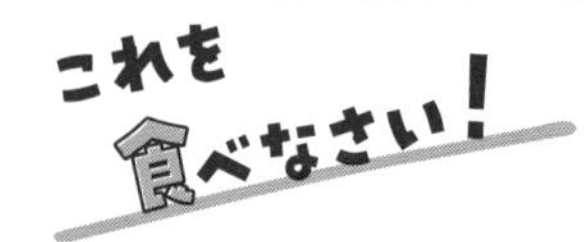

セブンプレミアム 二種のそば粉をブレンドしたそば

セブン＆アイ・ホールディングス

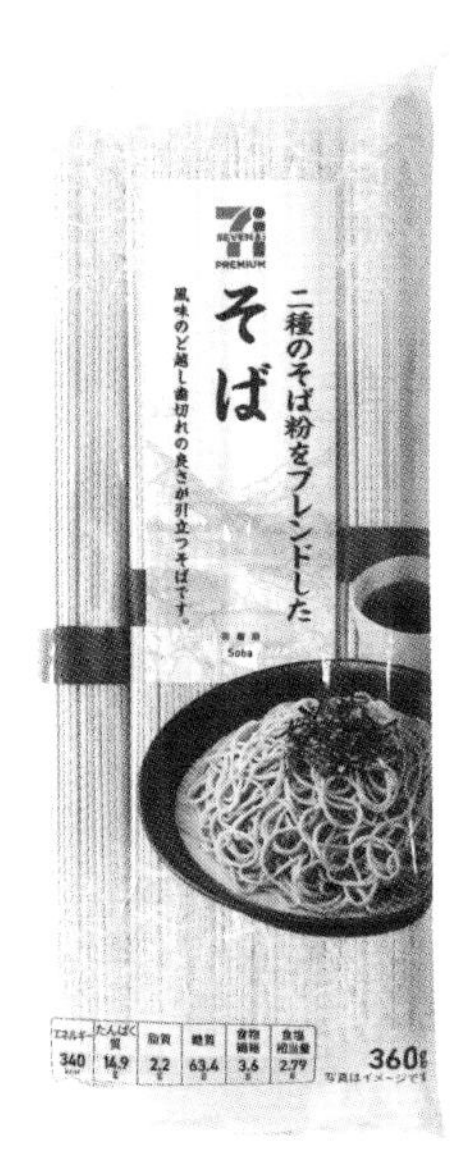

のどごしがとてもよいそば。
冷たくしても、温かくしても、
おいしく食べられる。

名称	干しそば
原材料名	小麦粉（国内製造）、そば粉、食塩、小麦たん白、（一部に小麦・そばを含む）
内容量	360g
保存方法	直射日光・高温多湿をさけて、保存してください
製造者	藤原製麵（北海道旭川市）

栄養成分表示
（100gあたり）

エネルギー……340kcal
たんぱく質……14.9g
脂質……2.2g
炭水化物……67.0g
（糖質 63.4g、食物繊維 3.6g）
食塩相当量……2.79g

私が常食にしている製品です。パッケージに「風味のど越し歯切れの良さが引立つそばです」と書かれていますが、市販の乾そばの中では、とてものどごしのよい製品です。原材料に小麦たん白が使われているためと考えられます。なお、小麦たん白は、小麦から得られたたんぱく質であり、安全性に問題はありません。

このそばは、冷たいそばでも、温かいそばでも、どちらもおいしく食べられます。食塩が含まれていますが、お湯で煮ている際に大半は溶け出すと考えられます。

値段は、1袋（4束360g入り）が192円（税込み）でした。

この製品のほかにも［セブンプレミアム 手もみ式製法そば］があります。パッケージには「製法にこだわったのど越しの良いそば」と書かれています。［セブンプレミアム 二種のそば粉をブレンドしたそば］との違いは原材料が「小麦粉（国内製造）、そば粉、食塩」と、小麦たん白が使われていないことです。したがって、こちらのほうが本来のそばに近いといえるかもしれません。製造者は池田食品工業（福島市）です。

ただし、［セブンプレミアム 手もみ式製法そば］はイトーヨーカドーで売っていますが、セブン‐イレブンにはないので、入手しにくいのです。値段は、1袋（5束450g入り）が203円（税込み）なので、こちらのほうが割安です。

これを食べなさい！

味川柳（あじせんりゅう） ざるそば

茂野製麺

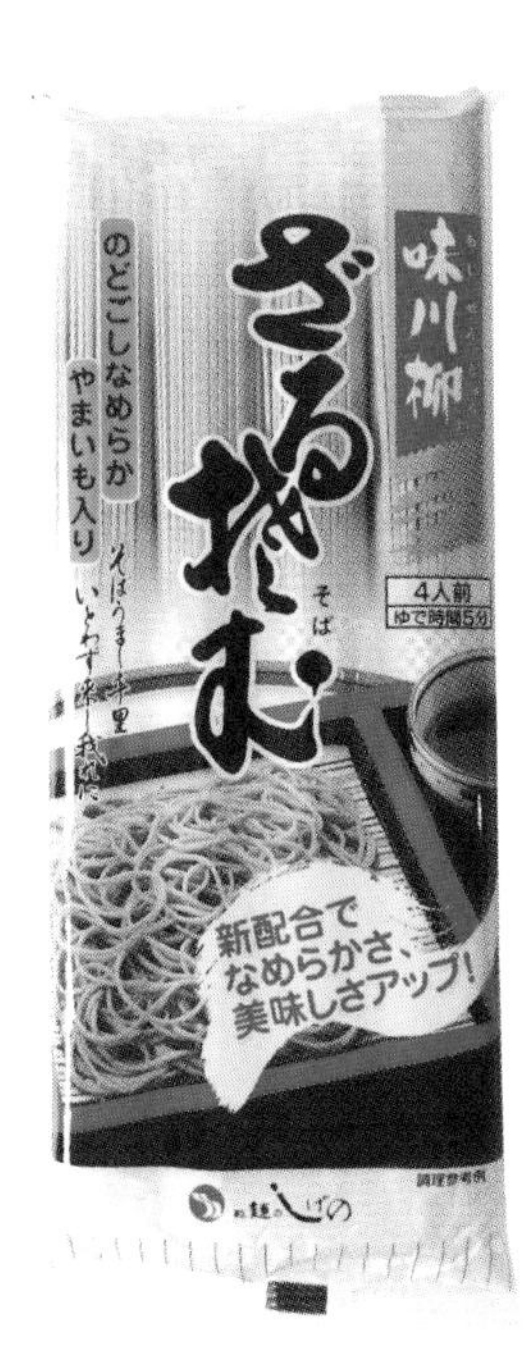

やまいも粉入りでのどごしがよく、
歯ごたえのあるそば。

名称	そば
原材料名	小麦粉（国内製造）、そば粉、食塩、やまいも粉、小麦たん白
内容量	320g
保存方法	直射日光、高温多湿を避けて常温で保存してください
製造者	茂野製麺（千葉県鎌ケ谷市）

栄養成分表示
（1食80gあたり）

エネルギー	273kcal
たんぱく質	10.0g
脂質	1.3g
炭水化物	55.4g
食塩相当量	2.0g

私が時々食べている製品です。「セブンプレミアム 二種のそば粉をブレンドしたそば」だけでは多少飽きてくるので、そんなときはこの製品を食べています。近くの地元スーパーで売られています。

パッケージには、「のどごしなめらかやまいも入り」と書かれています。

この製品は小麦粉、そば粉、食塩、それから小麦たん白に加えて、やまいも粉も使われています。そのため、確かにのどごしのよいそばに仕上がっています。やや太めなので、歯ごたえがある感じです。

ただし、1束が80gしかないので、そばだけでは足らず、一緒にそうめんを入れてゆでています。そうめんが加わることで、いっそうなめらかな食感になります。

ちなみに、製品名は「ざるそば」となっていますが、温かいそばにしても食べられます。

値段は1袋（4束320g入り）が209円（税別）でした。

これを食べなさい！

滝沢更科 ざるそば処

日清フーズ

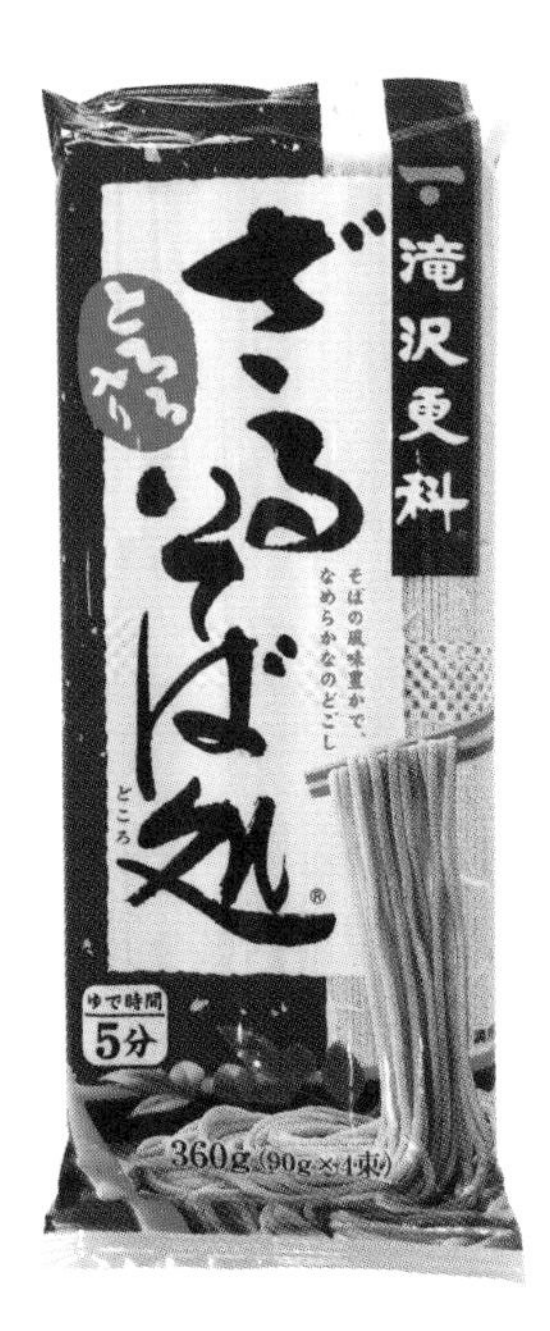

「一番粉」を原料として作られた、
なめらかなのどごしの更科そば。

名称	干しそば
原材料名	小麦粉（国内製造）、そば粉、山いも粉末、食塩
内容量	360g
保存方法	高温多湿の場所、直射日光を避けて保存してください
販売者	日清フーズ
製造者	滝沢食品（長野県千曲市）

栄養成分表示
（100gあたり）

エネルギー	349kcal
たんぱく質	13.8g
脂質	2.1g
炭水化物	68.8g
食塩相当量	1.5g

私がたまに食べる製品です。

パッケージには、「そばの風味豊かで、なめらかなのどごし」と書かれています。山いも粉末が使われているので、たしかにのどごしはなめらかという感じがします。

この製品には「滝沢更科」とありますが、更科そばとは、そばの実の殻（果皮）を除いた胚乳の中心部分を挽いて得られた「一番粉」を原料として作られたそばのことです。皮が含まれないため、白っぽい色となり、なめらかな味わいになります。

一方、「田舎そば」は、そばの実の殻が付いた状態のものを挽いてそば粉とし、それを原料に作られたそばのことです。皮が含まれるため黒っぽい色となり、野趣あふれる味わいとなります。

「滝沢更科ざるそば処」の値段は、１袋（４束３６０g入り）が２９９円（税別）でした。

これを飲みなさい！

クラシエの漢方 葛根湯（カッコントウ） 第2類医薬品

クラシエ薬品

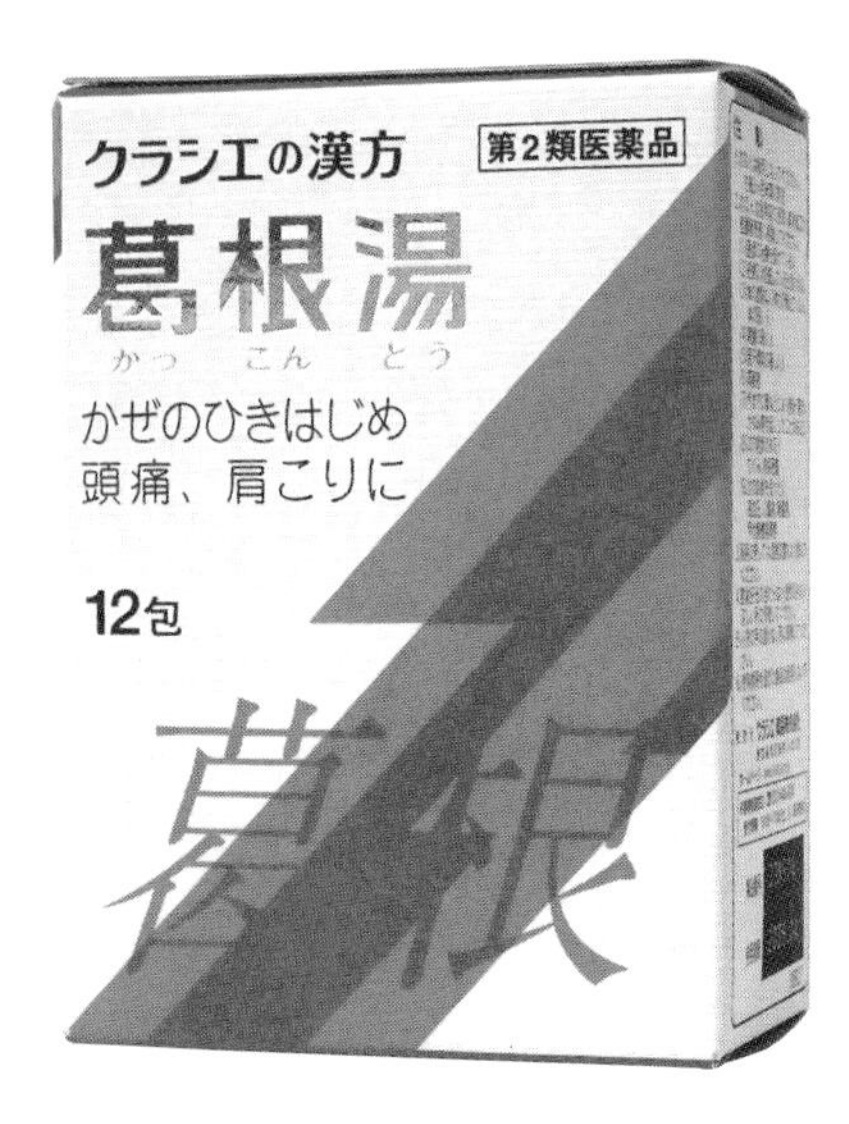

風邪をひきそうになったとき、
風邪をひいてしまったときに
お湯に溶かして飲むとより効果的。

販売名	葛根湯エキス顆粒Ｓクラシエ
成分	1日分＝3包（1包1.5g）中 ●葛根湯エキス（3/4量）3900mg（カッコン6g、マオウ・タイソウ各3g、ケイヒ・シャクヤク各2.25g、カンゾウ1.5g、ショウキョウ0.75gより抽出） ●添加物として、ヒドロキシプロピルセルロース、乳糖、ポリオキシエチレンポリオキシプロピレングリコールを含有する。
効能	体力中等度以上のものの次の諸症：感冒の初期（汗をかいていないもの）、鼻かぜ、鼻炎、頭痛、肩こり、筋肉痛、手や肩の痛み

用法・用量

1日3回食前又は食間に水又は白湯にて服用。

成人（15才以上）……1回1包
15才未満7才以上……1回2/3包
7才未満4才以上……1回1/2包
4才未満2才以上……1回1/3包
2才未満……1回1/4包

発売元：クラシエ薬品（東京都港区）
製造販売元：クラシエ製薬（東京都港区）

私が風邪をひきそうになったとき、あるいは風邪をひいてしまったときに飲んでいる漢方薬です。これまで市販の葛根湯を何種類か服用しましたが、私の場合、この製品が一番効いたので、もっぱらこれを利用しています。

「食前又は食間に水又は白湯にて服用」と書かれています。漢方薬は胃を荒らすことが少ないので、吸収のよい食前や食間に服用するのが一般的なのです。ただし、私の経験では、食事をして栄養を摂った後に飲んだほうが、効果があるようにも思います。栄養素と漢方薬の成分が一緒になって、体を活性化するように感じられます。

また、お湯に溶かしてそれを飲んだほうが体が温まって、より効果が得られるようです。

なお、いかに漢方薬といえども、場合によっては副作用が現れることがあるので注意してください。添付の説明書には、「皮膚：発疹・発赤、かゆみ」や「消化器：吐き気、食欲不振、胃部不快感」などが副作用として現れることがあると書かれています。

値段は1箱（12包入り）が９６８円（税込み）でした。

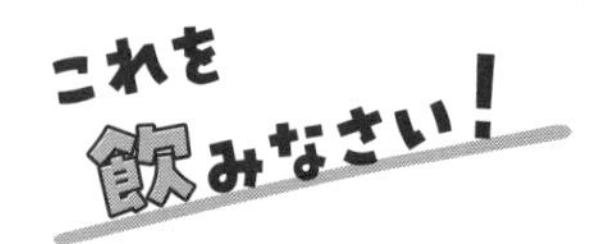

クラシエの漢方 麦門冬湯（バクモンドウトウ）

第2類医薬品……クラシエ薬品

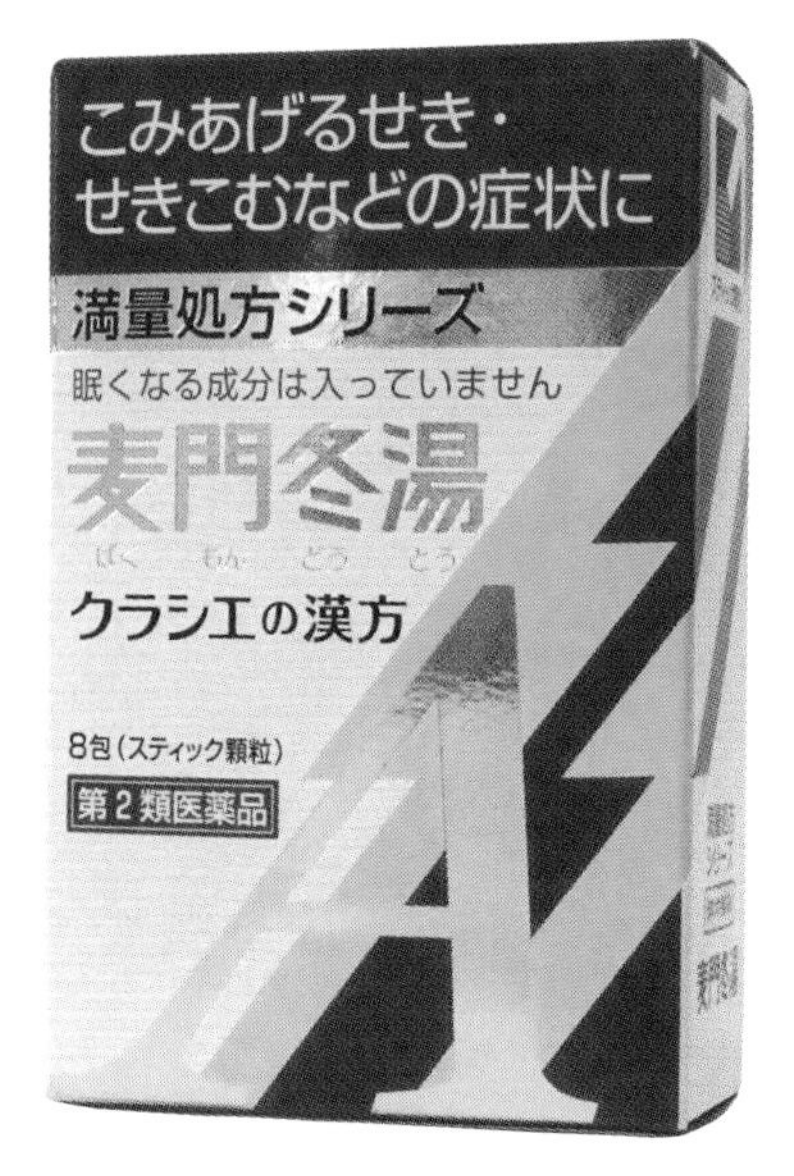

ひどいせきに効果がある。
眠くなる成分は含まれていないので、
安心して飲める。

販売名	「クラシエ」漢方麦門冬湯エキス顆粒Ａ
成分	成人1日の服用量3包（1包2.4g）中 ●麦門冬湯エキス散（「診療医典」）6200mg（バクモンドウ10g、ハンゲ・コウベイ各5g、タイソウ3g、ニンジン・カンゾウ各2gより抽出。（添加物デキストリンを含む）） ●添加物として、二酸化ケイ素、CMC-Ca、ステアリン酸Mg、セルロースを含有する。
効能	体力中等度以下で、たんが切れにくく、ときに強くせきこみ、又は咽頭の乾燥感があるものの次の諸症：からぜき、気管支炎、気管支ぜんそく、咽頭炎、しわがれ声

用法・用量

1日3回食前又は食間に水又は白湯にて服用。

成人（15才以上）……1回1包
15才未満7才以上……1回2/3包
7才未満4才以上……1回1/2包
4才未満2才以上……1回1/3包
2才未満……1回1/4包

発売元：クラシエ薬品（東京都港区）
製造販売元：クラシエ製薬（東京都港区）

箱には、「こみあげるせき・せきこむなどの症状に」と大きく書いてあります。私が風邪をひいてなかなか治らず、しかも寝ている際にせき込むようになったとき、この表示を見て、「この薬だ」と思いました。なお、「眠くなる成分は入っていません」とも書かれています。

第8章で紹介する『体質・症状・病気で選ぶ漢方薬の手引き』（永田勝太郎編著、小学館）には次のように書かれています。

「目標とする症状としては、こみあげてくるような激しいせきが発作的に連続しておこり、顔が赤くなる、粘性のたんで切れにくい、のぼせがある、のどが乾燥する、のどの刺激感などがあります」

私の場合、これに近い状態でした。とくに「こみあげてくるような激しいせき」が寝ているときに起こったのです。ところが、この「麦門冬湯」を服用したところ、不思議なことに寝ていてもせきは起こらなくなり、眠ることができました。

ただし、この漢方薬でも副作用が現れることがあるようです。添付の説明書には、「消化器：食欲不振、胃部不快感」が副作用として現れることがあると書かれています。値段は、1箱（8包入り）が1408円（税込み）でした。

これを飲みなさい！

漢方薬❸

クラシエの漢方 呉茱萸湯（ゴシュユトウ）

第2類医薬品

クラシエ薬品

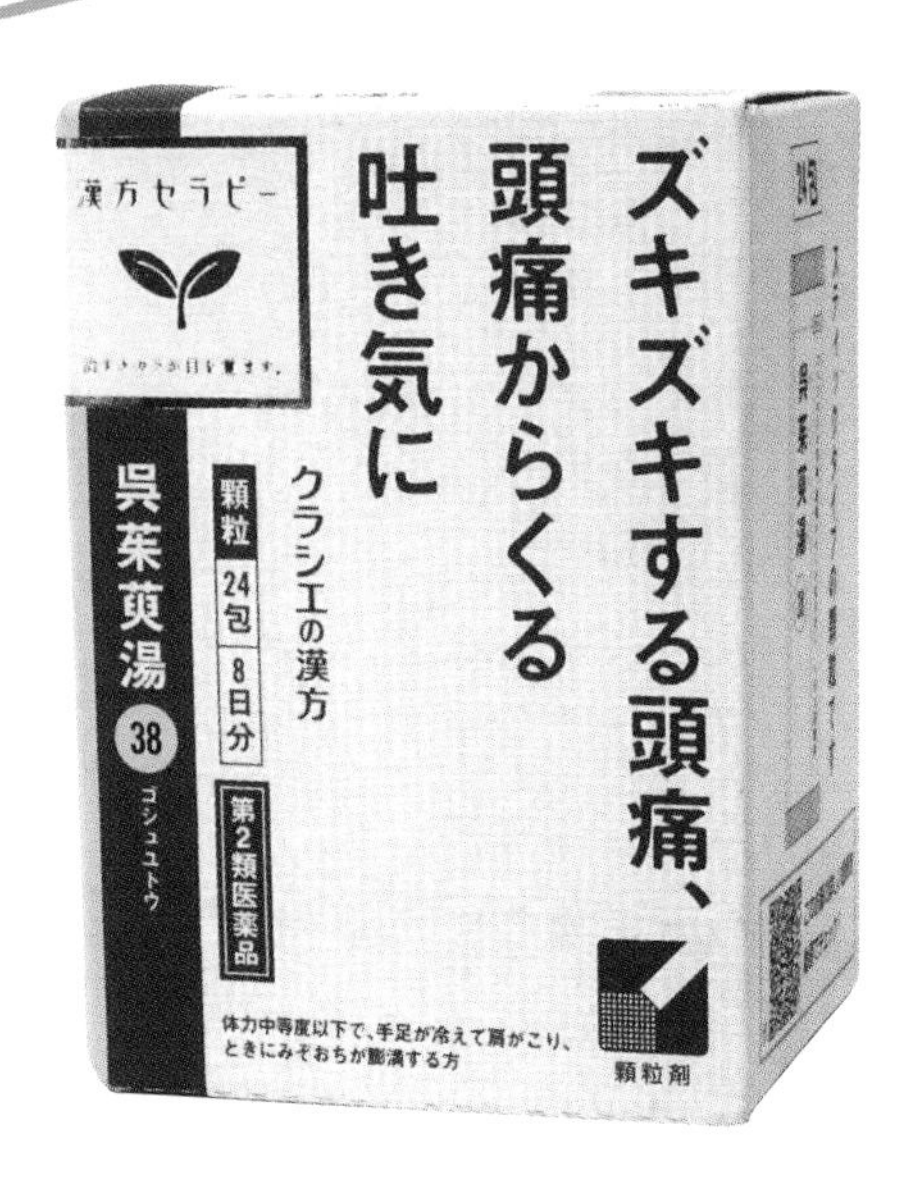

片頭痛に効果があるといわれる。
お悩みの方は試してみては？

販売名	呉茱萸湯エキス顆粒
成分	成人1日の服用量3包（1包1.0g）中 ●呉茱萸湯エキス1000mg（ゴシュユ3g、ニンジン2g、タイソウ4g、ショウキョウ1gより抽出） ●添加物として、ヒドロキシプロピルセルロース、乳糖を含有する。
効能	体力中等度以下で、手足が冷えて肩がこり、ときにみぞおちが膨満するものの次の諸症：頭痛、頭痛に伴うはきけ・嘔吐、しゃっくり

用法・用量

1日3回食前又は食間に水又は白湯にて服用。

成人（15才以上）……1回1包
15才未満7才以上……1回2/3包
7才未満4才以上……1回1/2包
4才未満2才以上……1回1/3包
2才未満は服用しないこと

発売元：クラシエ薬品（東京都港区）
製造販売元：クラシエ製薬（東京都港区）

箱には、「ズキズキする頭痛、頭痛からくる吐き気に」と大きく書かれています。片頭痛という言葉はありません。というのも、片頭痛の原因はまだよくわかっておらず、そのためおそらく「片頭痛に効く」ということは、謳えないのだと思います。ただし、ドラッグストアなどでは、プレートに「片頭痛に」と表示されていることがあります。

前出の『体質・症状・病気で選ぶ漢方薬の手引き』には次のように書かれています。「目標とする症状として、みぞおちの膨満感、手足の冷え、悪心、嘔吐、繰り返しおこる頭痛、胃が重苦しい、うなじや肩のこり、などがあります」

さらに、片頭痛に効くことも書かれています。

「適応症としては、前記の諸症状をともなう片頭痛、筋緊張性頭痛、発作性頭痛、頭痛にともなう吐き気、しゃっくりなどです」

女性で片頭痛で苦しんでいる人は少なくないのではないかと思います。おそらく鎮痛薬でその場をしのいでいると思いますが、それでは鎮痛薬の効き目がなくなったら、また痛くなります。そんな人は一度、呉茱萸湯を試してみてください。

添付の説明書には、「皮膚：発疹・発赤、かゆみ」が副作用として現れることがあると書かれています。値段は1箱（24包入り）が2640円（税込み）でした。

食品添加物に詳しくなれる オススメの本

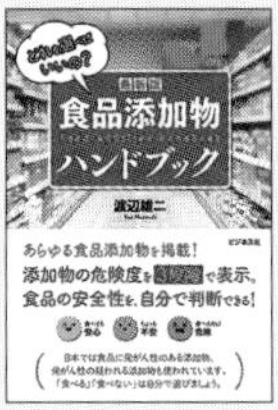

『最新版 食品添加物ハンドブック』

本書を片手に加工食品のラベルをチェックし、危険性の高い添加物が複数含まれている場合には、食べないようにすればいい。

本書でオススメしている食品は、添加物を使っていない、天然のものばかりです。

今から40年ほど前、スーパーで買い物をしていた私は「合成保存料」と表示された食品が多いことに気づきました。食品が腐敗するのは、細菌が栄養素を分解するからですが、合成保存料はそれを防ぎ、日持ちをよくする働きをします。つまり、細菌を殺したり、その増殖を抑えるわけで、そこには少なからず毒性があるのです。そんな物質を食品に添加してよいのか、私は疑問を抱きました。ここから添加物について調べたり、記事を書くようになったのです。

その後、合成添加物は消費者に嫌われるようになり、天然添加物が増えました。さらに、ダイエットブームとともに低カロリーやゼロカロリーの合成甘味料が多用されるようになりました。添加物の種類は増え続け、今では、市販の加工食品のほとんどに使われています。

しかし、この添加物に不安を抱いている人は多いと思います。そこで私は、多くの人に添加物についての理解を深めてもらえるようにと本を執筆してきました。近著の『最新版 食品添加物ハンドブック』（ビジネス社）では、一般的に使われている食品添加物823品目のほとんどを網羅し、どのような用途で、どのような食品に使われているか、またその毒性について、わかりやすくまとめました。ご家族の健康を守るために、添加物の知識はぜひ身につけてほしいと思います。

第5章

100%純粋なものがオススメ

ハチミツでのど荒れや痛みを防いで、風邪を予防する！

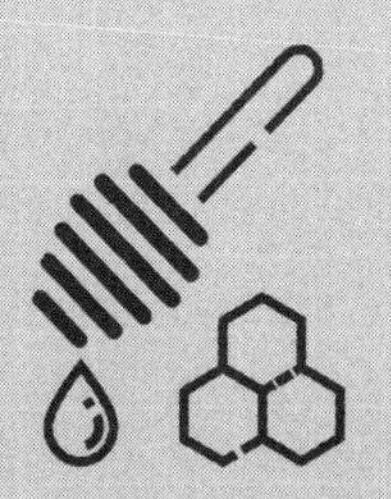

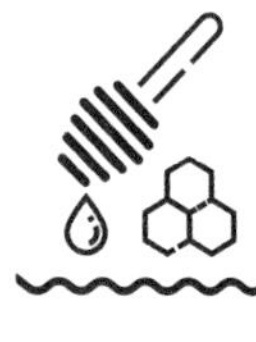

のど飴は要注意！危険な合成甘味料入りが多い

「冬になるとのどが荒れて困る」という人は多いでしょう。冬場は空気が乾燥するため、のどのうるおいが失われやすくなり、またウイルスなどが増殖しやすくなるので、のどが荒れたり、痛みを感じる人が多いようです。

それを和らげるためののど飴が各メーカーから発売されています。また、指定医薬部外品のトローチやドロップなども売られています。しかし、それらには注意すべき点があります。まず**のど飴ですが、合成甘味料のスクラロースが添加された製品が多いことです。**

スクラロースは、ショ糖（スクロース）の三つの水酸基（-OH）を塩素（Cl）に置き換えたもので、悪名高い「有機塩素化合物」の一種です。有機塩素化合物は、農薬の

ＤＤＴやＢＨＣ、地下水汚染の原因となっているトリクロロエチレンやテトラクロロエチレン、猛毒のダイオキシンなど、すべてが毒性物質といっても過言ではありません。

ただし、スクラロースが、ＤＤＴやダイオキシンなどと同様な毒性を持っているというわけではありません。それでも、妊娠したウサギに体重１kgあたり０・７ｇのスクラロースを強制的に食べさせた実験では、下痢を起こして、それにともなう体重減少が見られ、死亡や流産が一部で見られています。

また、ラットにスクラロース５％を含むえさを食べさせた実験では、胸腺や脾臓のリンパ組織の萎縮が認められました。また、脳にまで入り込むことがわかっています。

私はスクラロース入りのお菓子や乳飲料を何度か口にしたことがありますが、渋いような苦いような変な甘さを感じました。さらに、舌にしびれを感じ、それは長時間続いたのです。舌はセンサーの役目をしています。つまり、毒性があったり、腐敗していたりするものに対して、苦く感じたり、すっぱく感じるなどして、それらを拒否するように働いているのです。したがって、舌がしびれを感じるということは、それが体にとってよくないものであることを示しています。

ことが認められ、人間が食品から摂っている量に近い量でも異常が観察されました。ですから、アスパルテームについては、がんを引き起こす可能性があるということです。こうした添加物はできるだけ摂取しないようにしたほうがよいのです。

さらに、**指定医薬部外品のトローチやドロップの場合、セチルピリジニウム塩化物という殺菌成分が含まれています。**これが、のどの粘膜で増殖し、のど荒れを起こしている細菌を攻撃して、荒れを改善するというわけですが、それは同時にのどの粘膜細胞も攻撃してしまいます。ですから、場合によってはかえってのど荒れがひどくなってしまうこともあるのです。

セチルピリジニウム塩化物は、副作用として口やのどの刺激感やただれ、舌のしびれ、味覚異常、胃部不快感、吐き気、発疹、かゆみなどを起こすことが知られていますす。ですから、安易に服用するのはやめたほうがよいのです。

ハチミツはのどの感染症を改善する

「では、どうやってのど荒れを防いだらいいの?」という人もいるでしょう。そんな人にオススメしたいのがハチミツです。ハチミツは昔からのどによいとされていて、ベストセラー『医者に殺されない47の心得』（アスコム刊）の著者である近藤誠医師も、のど荒れにはハチミツを推奨しています。

ハチミツは、ご存知のようにミツバチが花の蜜を採集して、それを巣の中に溜め込んだものです。それをミツバチは食料としているわけですが、人間が勝手に拝借しているというわけです。

ハチミツの約8割は糖類で、残りの約2割は水分です。そのほか、たんぱく質やビタミン類、ミネラル類をわずかながら含有しています。糖類のうち、ぶどう糖が約40％で、果糖が約50％です。ショ糖は少なくて、1％前後。ただし、どんな花の蜜を採集するかによって、成分内容は多少変わってきます。

前出の「『健康食品』の安全性・有効性情報」では、**ハチミツについて「咳、糖尿病に対してヒトでの有効性が示唆されている」と結論しています**。とくにのどの炎症を抑える働きが確認されていて、次のようにデータを紹介しています。

「上気道感染症の小児270名（イスラエル）を対象とした二重盲検無作為化プラセボ比較試験において、フトモモ科ハチミツ（64名、平均27・5±13・9ヶ月齢）、ミカン科ハチミツ（62名、平均29±13・5ヶ月齢）、シソ科ハチミツ（73名、平均30±16・6ヶ月齢）を10g、就寝前30分以内に摂取させたところ、ハチミツを摂取したすべての群で、咳の頻度、重症度、不快度、本人および親の睡眠、総合的な症状スコアの改善が認められた」

つまり、のどの感染症の子どもに3種類のハチミツを寝る前に舐めてもらったところ、どの種類のハチミツでもせきの回数が減り、症状が軽くなり、本人と親の睡眠が改善されたということです。

ハチミツは血糖値を下げる働きもする!?

ハチミツには糖類が含まれているため、「高血糖になるのでは?」という心配をする人もいると思いますが、その心配はいらないようです。むしろハチミツを摂取することで血糖値が下がるようなのです。「安全性・有効性情報」では、次のようなデータを紹介しています。

「2型糖尿病患者48名（試験群25名、平均57・2±8・4歳、イラン）を対象とした無作為化比較試験において、ハチミツ１ｇ／kg／日（注：１日に、体重１kgにつき１ｇのハチミツを摂取するという意味）を２週間、１・５ｇ／kg／日を２週間、２ｇ／kg／日を２週間、２・５ｇ／kg／日を２週間摂取させたところ、体重および空腹時血糖値の減少が認められたが、ＨｂＡ１ｃ、血清脂質（ＴＣ、ＬＤＬ-Ｃ、ＨＤＬ-Ｃ、ＴＧ）に影響は認められなかった」（注は筆者）

２型糖尿病とは、一般的な糖尿病のことです。つまり、高カロリー食や高脂肪食を食べ続けたり、また運動不足などによって、インスリンの分泌量が低下したり、インスリンの効き目が悪くなって高血糖（血液中のぶどう糖の濃度が高い状態）となり、尿にも糖が混じる状態のことです。糖尿病になると、口が乾いたり、頻尿になったり、また網膜症や腎臓障害などを起こすことがあります。

ここで、ＨｂＡ１ｃ（ヘモグロビンエーワンシー）とは、赤血球中にあるヘモグロビン（Ｈｂ）にぶどう糖が結合したもののことです。血糖値が高い状態が続くと、ヘモグロビンに結合するぶどう糖が多くなるので、ＨｂＡ１ｃの値が高くなります。逆に血糖値が低い状態が続くと、ＨｂＡ１ｃの値は低くなります。一般的な赤血球の平均寿命は１２０日のため、血液中のＨｂＡ１ｃの値を測定することで、１～２ヶ月の間の平均血糖値の状態をおおよそ知ることができます。

このほか、前にも説明しましたが、TCは総コレステロール、LDL-CはLDLコレステロール、HDL-CはHDLコレステロール、TGは中性脂肪のことです。

つまり、**ハチミツを摂取しても、血糖値は上がらず、むしろ下がったということです。また、HbA1c、総コレステロール、LDLコレステロール、HDLコレステロール、中性脂肪は変化が見られなかったということです。**

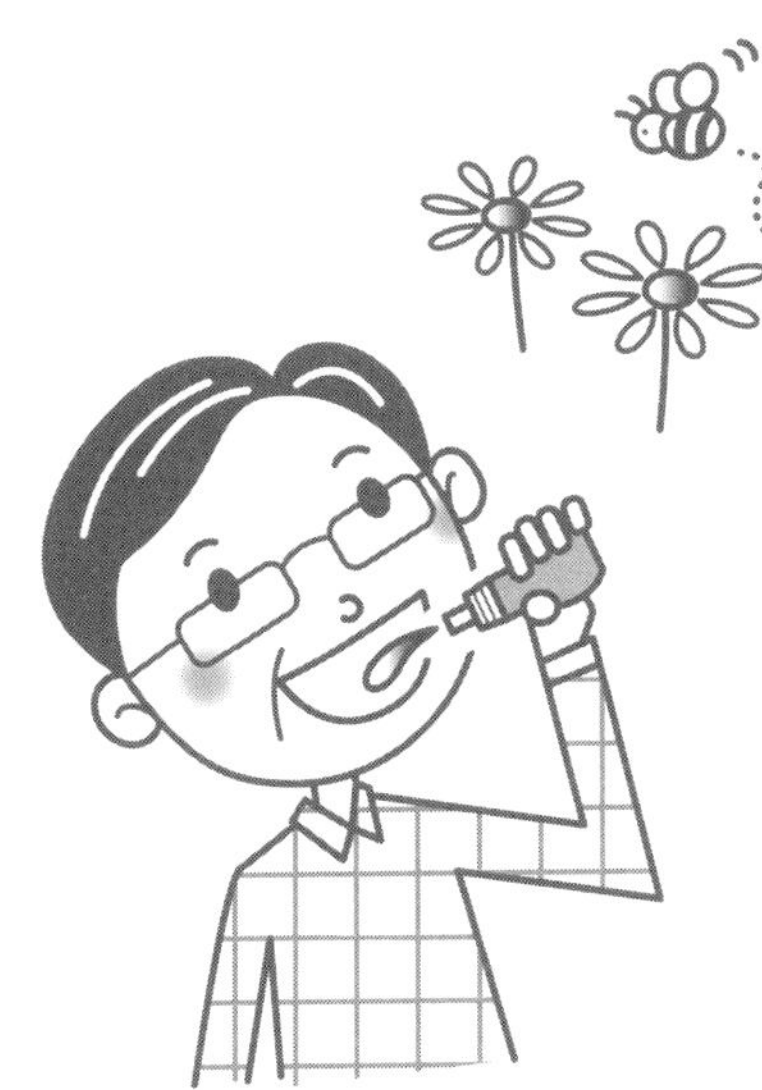

私はハチミツをほぼ毎日摂取するようになって2年以上が経ちますが、血糖値はいたって正常であり、このデータと同じということがいえます。

私が主に利用しているハチミツは、「セブンプレミアム 純粋はちみつ」(セブン&アイ・ホールディングス)です。ハチミツというと「値段が高い」というイメージがありますが、この製品はリーズナブルで、１本（１５０ｇ）が２８９円（税込）です。チューブに入っているので、そのままのどに垂らすようにして摂っています。自分専用にしているので、問題はありません。

それから、コンビニやスーパーなどで売られている「はちみつ１００％のキャンディー」（扇雀総本舗）も、冬場はよく舐めています。これは、ハチミツだけから作られたもので、砂糖や添加物は使われていません。舐めているとハチミツが溶けだしたような状態になるので、ハチミツを舐めたときと同様な効果が期待できます。

第6章

強壮効果と殺菌作用で体を元気にする!

ニンニクで高血圧を予防し、風邪やインフルエンザの症状を軽減

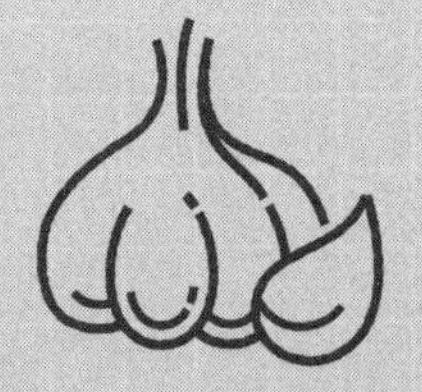

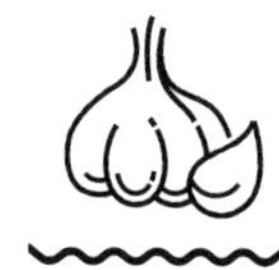

高血圧の悩みにはニンニクが効く！

昔から「ニンニクは元気の素」といわれています。ニンニクに含まれるアリインなどの独特の成分が体を活性化するようです。また、ビタミンB群やアミノ酸なども含んでいるので、それらが栄養素として役に立つようです。ちなみに、ニンニクを擦ると、アリインが酵素によって変化してアリシンになりますが、独特のにおいはこれによるものです。

ニンニクはユリ科の多年生草木で、原産地は中央アジアです。ヨーロッパでは、古代ギリシャやローマ時代から精力をつけるために食べられていたようで、ローマ兵士はニンニクを食べてから出陣していたと伝えられています。日本には10世紀ごろに中国から伝来しました。その強烈なにおいから、悪疫を退散させると信じられていたようです。

ニンニクの特徴は、なんといってもアリインを含むことです。これは硫黄を含む化合物、すなわち硫黄化合物で、ファイトケミカルの一種です。

ファイトケミカルとは、植物由来の化学物質で、紫外線を防いだり、昆虫に食われたりしないようにするため、つまり植物が自己防衛のために作り出す成分で、五大栄養素や食物繊維とは違う成分です。なお、「ファイト」とは戦うという意味ではなく、ギリシャ語で「植物」を意味します。ファイトケミカルは数多くありますが、もっともよく知られているのは、赤ワインやココアパウダーなどにも含まれているポリフェノールです。また、お茶に含まれるカテキンもファイトケミカルの一種です。わさびに含まれているイソチオシアネートという辛み成分も、そうです。

ファイトケミカルは健康を維持する成分として注目を集めていますが、その研究はまだ緒に就いたばかりです。研究が進めばもっと多くのことがわかってくるでしょう。

ところで、ニンニクには、昔から強壮効果があるとされていますが、他にも殺菌作用や発汗・利尿作用、降圧作用などがあると一般的にいわれています。殺菌作用があることは間違いありません。ニンニク自体、長期間腐ることなく保存ができますし、また擦りおろしたものをパンと一緒に置いておくと、パンが長期間腐りません。これらは、やはりアリインの効果と考えられます。

前出の「『健康食品』の安全性・有効性情報」では**ニンニクについて、「高血圧などに対して有効性が示唆されている」と結論づけています**。そして、次のようなデータを紹介しています。

「2007年10月までを対象に2つのデータベースで検索できた無作為化比較試験11報について検討したメタ分析において、ニンニクの摂取（600〜900mg／日、12〜23週間）は収縮期血圧低下との関連が認められた」

この600〜900mgというのは0・6〜0・9gのことですから、そんなに多い量とはいえません。ニンニクを擦りおろしたものをそのまま食べるのは無理でしょうが、野菜炒めなどに入れれば十分摂取できる量です。それを毎日摂取することによって、上の血圧が低下したということです。さらに、ニンニクについて次のようにも書かれています。

「健康な成人112名（試験群56名、平均25・4±5・7歳、アメリカ）を対象とした二重盲検無作為化プラセボ対照試験において、**熟成ニンニク抽出物2・56g／日を**

90日間摂取させたところ、試験期間中のかぜやインフルエンザの症状や罹患日数の減少が認められた。一方、罹患率に影響は認められなかった」

これは、ニンニクの摂取によって免疫力が高まったためと考えられます。新型コロナウイルスに対しても、同様な効果が期待できるかもしれません。

ニンニクは生のものを買ってきて料理に使うのが一般的ですが、皮をむいたり擦ったりと、多少手間がかかります。そこで、ニンニクを手軽に摂る方法としてオススメしたいのが、ニンニクパウダーの利用です。これはニンニクを乾燥させて粉状にしたものです。ニンニクパウダーは生のニンニクと同様に使うことができます。パスタを作るときに粉のまま入れたり、ラーメンにふりかけたり、肉野菜炒めやチャーハン、スープに入れるなど、いろいろな利用法があります。

値段はリーズナブルで、私が使っている「トップバリュ 食欲をそそる風味 ガーリック」（イオン）は、1袋（30g）が90円（税別）です。1袋で何回も使えますから、とても安上がりです。

それから、**ニンニクパウダーはのどの殺菌にも使うことができます**。年齢を重ねるとどうしても免疫力が低下してくるようで、のどや鼻など外界と接する部分が不調な状態に陥ることがあります。そうしたところは外界の細菌やウイルスなどと接触しやすいため、常に免疫と微生物との戦いが繰り返されています。とくにのどはさまざまな細菌が棲息していますから、免疫力が低下すると、それらが増殖することになります。そのため、のどが荒れる、たんがでるなどの不調を抱える高齢者が多いようです。

私もちょっと油断するとすぐにのどが荒れた状態になるので、頻繁(ひんぱん)にうがいをしたり、ハチミツを舐めたりすることで悪化を防いでいます。さらに、ニンニクパウダーを舐めるようにしたところ、のど荒れがだいぶ改善されました。おそらくニンニクの殺菌作用によって、のどに棲息する細菌が減ったのではないかと思います。のど荒れで悩んでいる方は、一度試してみてください。

第7章

ルチンがコラーゲンを増やしてくれる!
日本そばで血管を丈夫にし、
全身の血行をよくする

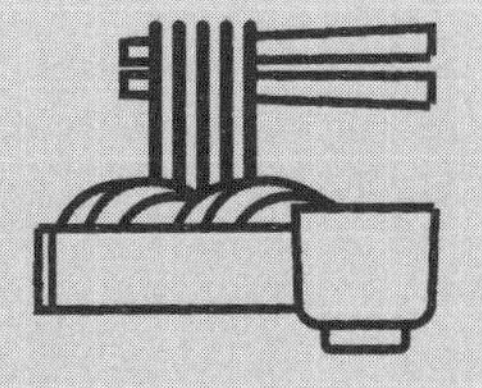

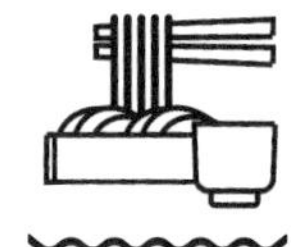

そばには体に必要なすべての必須アミノ酸が含まれている

「そばが好き」という人は少なくないでしょう。逆に「そばはあまり食べない」という人もいるかもしれませんね。日本そばは、寿司、天ぷらと並ぶ代表的な日本料理の一つです。そばは、タデ科の一年草であるそばの種子を製粉してできたそば粉を加工したもの。市販のそば（乾麺）には、通常小麦粉と食塩が加えられています。

そばの原産地は、長らくロシアのバイカル湖から中国北部にかけてとされてきましたが、最近では、中国南部が本当の原産地であるという説が有力になっています。ほとんどの穀物がイネ科であるのに対し、そばはタデ科である点が大きな違いです。

また、そばは、酸性の痩せた土壌でも生育し、しかも種をまいてから50～70日で収穫できるという特徴があります。それだけ生命力の強い植物であり、そんなこともあって、米や小麦にはない「力」が秘められているようなイメージがあるのでしょう。

日本でも古くからそばが栽培されていました。ただし、そば粉を団子状にしたそば団子、あるいはそば粉をお湯で練って作るそばがきとして食されていました。現在のように、うどんのようなひも状にして食べるようになったのは江戸時代からで、この食べ方が一般的になってから民衆に広まっていきました。

そばは、すべてそば粉だけで作られる十割そばもありますが、通常はつなぎとして小麦粉が混ぜられています。小麦粉の混入率は製品によってさまざまですが、20％のものを「二八そば」といい、一般的なそばの一つです。

ところで、意外と知られていないことですが、そばにはたんぱく質が豊富に含まれています。小麦粉（薄力粉）の場合、たんぱく質の割合は8・3％ですが、そば粉（全層粉）には12・0％含まれています。しかも、そのたんぱく質を構成するアミノ酸が特徴的なのです。

人間の体の基礎となっているたんぱく質には実に多くの種類がありますが、それらはいずれも20種類のアミノ酸から構成されています。そのうち12種類は体内で合成されますが、残りの8種類は合成することができず、食品として摂取しなければなりません。その8種類とは、バリン、ロイシン、イソロイシン、メチオニン、フェニルアラニン、スレオニン、トリプトファン、リジンですが、**そばにはこれらの必須アミノ酸がすべて含まれているのです**（子どもの場合、アミノ酸のヒスチジンも体内で合成できないため、必須アミノ酸となります）。ですから、体にとって必要なアミノ酸を補給するという点で、そばはとても優れた食品なのです。

また、ビタミンB_1を豊富に含んでいて、**そば粉（全層粉）には100gあたり0・46㎎のビタミンB_1が含まれています**。成人が1日に必要とするビタミンB_1は1㎎前後ですから、そば粉100gでその半分近くを摂取することができます。

ちなみに、小麦粉（薄力粉）には100gあたりビタミンB_1は0・11㎎、白米には同0・08㎎しか含まれていません。ビタミンB_1が欠乏すると脚気を起こします。さらにしびれや筋肉痛、食欲減退などを起こします。ですから、それらを予防するという点でも、そばは優れた食品といえるのです。

さらに、各種のミネラル類も含んでおり、カリウムやリンのほか、日本人が不足しがちなカルシウム、マグネシウム、亜鉛、鉄なども含んでいます。

ルチンが毛細血管を丈夫にし関節症を改善する

さらに、**そばはルチンという独特の物質を多く含んでいるのが特徴です。ルチンは、ビタミン様物質であるビタミンPの一種です。ビタミンPは、ビタミンC欠乏による血管脆弱性や毛細血管透過性を防止することがわかっています。**

つまり、ルチンには毛細血管を強化する働きがあるということです。これは、ルチンが血管を構成するコラーゲンの生成と関係しているからのようです。というのも、ルチンが変形性関節症に有効とのデータがあるからです。

「『健康食品』の安全性・有効性情報」によると、ルチンについて、「ヒトでの有効性については、トリプシンとブロメラインを組み合わせて、変形性関節症に有効性が示唆されている」とあります。

トリプシンは膵液に含まれる消化酵素で、ブロメラインはたんぱく質を分解する酵素でパイナップルの果実や茎に含まれています。第1章で、変形性膝関節症について述べましたが、これは膝軟骨がすり減ったり変形したりして、膝に痛みを感じたり、歩くのが不自由になるというものでした。その原因の一つは膝軟骨を構成するコラーゲンの生成が不十分になることが考えられます。

変形性膝関節症というのは膝限定の症状ですが、基本的にはどの関節も同じ構造で、骨と骨との間に軟骨があります。つまり、変形性関節症は体の各所にある関節の軟骨がすり減って、関節に痛みや腫れが生じて、関節が変形してしまうものです。ですから、これも軟骨を構成するコラーゲンの生成が不十分になって起こると考えられます。

したがって、ルチンとトリプシンとブロメラインの組み合わせがコラーゲンの生成を促し、軟骨の形成を促進させて、変形性関節症を改善したと考えられます。ただし、トリプシンは消化酵素であり、ブロメラインもたんぱく質分解酵素なので、コラーゲンの生成と関係するとは考えられません。よってルチンがコラーゲンの生成を促したと考えられます。前にも述べたようにルチンはビタミンPの一種であり、ビタミンC欠乏による血管脆弱性や毛細血管透過性を防ぐことがわかっています。つまり、ルチンがビタミンCに代わって血管を構成するコラーゲンの生成を促し、毛細血管を丈夫にするということがこれらのことから推測できるのです。

第1章で、人間の体の血管は動脈、静脈、毛細血管に分類されると述べましたが、そのほとんどは毛細血管です。したがって、毛細血管が正常に機能することが、健康維持にとってとても重要なのです。

毛細血管がもろくなって破れやすくなると、壊血病を起こしやすくなりますし、脳内の毛細血管が破れれば、脳出血や脳幹出血を起こして、死亡することもあります。

また、毛細血管が弾力性を失って血液の流れが悪くなれば、結果的に血圧が上がって、高血圧になると考えられます。したがって、毛細血管を丈夫に、そしてしなやかに保つことは、健康維持にとってとても重要です。第1章で述べたゼラチンパウダーの摂取とともに、そばを食べることで、それが維持されると考えられます。

そばと一緒に納豆も食べている

私はもう20年以上1日置きぐらいにそばを食べていますが、一時期そばを作るのが面倒くさくなって、主に食パンを食べていたことがありました。すると、しばらくして、どうも体が重いような、だるいような変な感覚を覚えるようになりました。なんとなく血行が悪いように感じられたのです。そこで、再びそばを食べるようにしたところ、そうした不調は感じられなくなりました。

私は冬場には温かいそばを、夏場には冷たいそばを食べていますが、どちらの場合も常に納豆を一緒に食べるようにしています。ただし、たれもからしも使わずに納豆だけをはしで混ぜて、そばと一緒に食べています。味がないので、ちょっとおいしくはないのですが、たれを使うと食塩を摂ることになるので、避けているのです。

読者の中にも、「納豆を毎日食べている」という人がいると思います。納豆についてはご存知の方も多いと思いますが、ナットウキナーゼという独特の酵素が含まれています。ナットウキナーゼには、血管にできた血栓を溶かす作用があるといわれており、ナットウキナーゼを成分としたサプリメントも売られています。

それなら、わざわざ高いお金を払ってサプリメントを買うより、納豆そのものを食べたほうがよいだろうと思って食べているのです。実際にどの程度血栓を溶かす効果があるのかは不明ですが（もしかすると、まったくそんな効果はないのかもしれませんが）、大豆に含まれるたんぱく質を摂ることができますし、納豆菌によって腸内環境をよくするという期待ももって食べているわけです。なお、いうまでもないことですが、そばアレルギーの方は、そばは食べないほうがよいでしょう。

第8章

市販の風邪薬は逆効果！

漢方薬で免疫力を高めて、風邪や新型コロナを防ごう

風邪薬を飲んで熱をやたらと下げるのはよくない

「冬場は風邪をひかないように気をつけている」という人はとても多いでしょう。風邪はもっとも身近な病気で、「たかが風邪」と思っている人もいるでしょうが、高齢者の場合、悪化すると肺炎を起こし、命にかかわることがあります。

肺炎は、日本人の死亡原因の第5位（2017〜2019年）です。また、命にかかわるまでに至らなくても、風邪をひくとのどが痛くなったり、せきやクシャミがでたり、発熱したりと、なかなか辛いものです。

そして、風邪は発熱やせきなど新型コロナウイルスの症状と似ているので、「新型コロナかも？」と不安になる人もいると思います。ちなみに新型コロナウイルスは、もともと風邪の原因となっているコロナウイルスが変異して、肺炎を起こしやすくなったウイルスなのです。

「風邪をひいたら風邪薬を飲んで治せばいいだろう」という人もいると思いますが、実は風邪薬を飲んでも風邪は治らないのです。それどころか、かえって風邪の治りを遅くしてしまうこともあるのです。ですから、安易に風邪薬は飲まないほうがよいのです。

風邪の原因は、ほとんどがウイルスです。コロナウイルスのほかにライノウイルスなどがのどや鼻の粘膜で増殖し、炎症を起こすことによってさまざまな症状が現れる病気です。ですから、風邪を治すためにはこれらのウイルスを退治しなければなりません。しかし、**市販の風邪薬は、風邪ウイルスを退治するものではないのです。したがって、風邪薬を飲んでもなかなか治らないのです。**

風邪薬にはせきを抑えたり、鼻詰まりを改善するなどの成分が入っていますが、主成分は解熱鎮痛剤です。つまり、発熱の症状を抑え、また、頭や関節などの痛みを抑えようというものです。

ドラッグストアや薬局では、「ベンザブロック」（武田コンシューマーヘルスケア）

や「パブロン」(大正製薬)、「新ルル」(第一三共ヘルスケア)などさまざまな風邪薬が売られていますが、いずれもアセトアミノフェンやイブプロフェンなどの解熱鎮痛剤が入っています。ですから、これらの風邪薬を飲むと、一時的に熱が下がって頭痛も和らぐのです。

しかし、これは風邪が治ったわけではありません。一時的にそうなっただけで、時間が経つとまた熱が上がってしまうこともあるのです。というのも、風邪薬では、風邪の症状を引き起こしているウイルスを退治できないからです。

今のところ**風邪のウイルスを撃退できるのは、人間の体に備わっている免疫しかありません**。免疫はリンパ球を中心に構成された体の防御システムで、外から侵入してきた風邪ウイルスを攻撃して、退治してくれます。その結果、風邪が治るのです。ただし、ウイルスを退治するまでには、時間がかかります。そのため、風邪をひいた場合、治るまでに数日から1週間ぐらいかかってしまうのです。

ちなみに、**新型コロナウイルスも同様で、今のところ治療薬もワクチンもありません。体の免疫力が頼りなのです**。若い人の場合は免疫力が強いのですが、高齢者はそれが弱くなっているので、ウイルスをなかなか撃退することができず、重症化するケースが多いと考えられます。

風邪薬を飲むと免疫力が低下する

ところで、風邪にかかると熱が出ますが、これは体がわざと体温を上げているという面があります。というのも、**免疫力は体温が高いほうが強まるからです**。それから、風邪ウイルスは高温や湿気に弱いので、その活動を低下させることにもなります。

しかし、そんな状態のところに解熱鎮痛剤を主成分とする風邪薬を飲んだらどうなるでしょうか？　解熱鎮痛剤によって確かに熱は下がりますが、同時に免疫力が弱くなってしまいます。そして逆に風邪ウイルスが活発になってしまうのです。その結果、症状が悪化したり、風邪の治りが遅くなってしまいます。

このことは医学界では常識になっています。前出の『のんではいけない薬』の著者である浜六郎医師は、その本の中で次のように述べています。

「かぜウイルスは冷たいところが好きですから、熱はウイルスや細菌をやっつけるための重要な防御反応になります。『さむけ』や『ふるえ』は、低すぎる体温を『上げよ』と『脳』が指令した結果、筋肉が収縮するからです。こうして苦労して熱を出すと、かかった本人もしんどいですが、かぜやインフルエンザウイルスはもっとしんどい。せっかく上がった熱を解熱剤で無理に下げると、一時は楽ですが結果的には逆効果です」

ですから、風邪をひいても、風邪薬を飲んでやたらと熱を下げてはいけないのです。

ヨードうがい薬よりも水うがいのほうが風邪には効果的

「では、どうすればいいの?」という人もいると思います。当たり前のことですが、まず風邪は予防を心がけることです。

一般に風邪のウイルスは、冬場になって気温が低くなって乾燥してくると活動が活発になってきます。これはおそらく新型コロナウイルスも同じでしょう。もともとコロナウイルスは風邪ウイルスであり、それが変異したものだからです。ただし、夏場でも流行が起こっているので、このウイルスの場合、季節に関係なく活動が活発のようです。その点では、本当に厄介なウイルスです。

風邪のウイルスは人間ののどや鼻の粘膜で増殖し、炎症を起こすことによってさまざまな症状が現れます。また新型コロナウイルスの場合、鼻や口内で増殖したり、肺の中に入り込んで増殖し、炎症を起こすのです。ですから、それらの炎症を防ぐためには、まずウイルスがのどや鼻の粘膜に付着しないようにすることが重要です。

そのためには水でよくうがいをすることです。仕事や友達と会うなどで外出して家に帰ってきたときは、必ずうがいを十分にして、のどの粘膜にウイルスが定着しないように心がけましょう。

また、これはあまりいわれていないことですが、鼻の孔を水で洗うようにしましょう。というのも、鼻の粘膜にもウイルスが付着している可能性があるからです。どうするかというと、手で水をすくって鼻にあてて、吸い込むようにして洗って、吹き出すのです。慣れないうちは鼻の奥に水が入ってしまい、痛みを感じることがありますが、慣れてくるとそういうこともなくなり、痛みを感じずに洗うことができるようになります。こうして鼻の入り口の粘膜に付着したウイルスを洗い流すわけです。

もちろん、うがいや鼻洗いの前に手をよく洗うことはいうまでもありません。手にウイルスが付着していることがあるので、まずそれを洗い流す必要があるからです。

ところで、通常の風邪の場合ですが、水でうがいをすることが風邪予防に効果的であることが明らかになっています。そして、市販のヨードうがい薬を使った場合、水でうがいをするよりも、かえって風邪を予防できないことも明らかになっています。

それを明らかにしたのは、京都大学保健管理センター（現・健康科学センター）の川村孝教授の研究グループです。

同研究グループでは、2002〜03年の冬季、北海道から九州まで全国18地域でボランティア387名を募り、くじ引きで「特にうがいをしない群」「水うがい群」「ヨード液うがい群」の3グループに分けました。そして、それぞれのうがい行動を2ヶ月間行なってもらい、風邪の発症率を調べたのです。

「ヨード液うがい群」には市販のヨードうがい薬を使ってもらいました。「イソジン」（ムンディファーマ）に代表されるヨードうがい薬は何種類かありますが、基本的にはどれも同じです。溶液1ml中にポビドンヨードという有効成分を70mg（約7%）含んでいます。そのほか、エタノール、l-メントール、サッカリンNa、香料などの薬用添加物が使われています。有効成分のポビドンヨードは、ヨウ素（ヨード）をポリビニルピロリドンという化学物質に結合させたもので、日本薬局方に収載された医薬品です。

この調査では、「ヨード液うがい群」については、説明書に従い、溶液2～4mlを水約60mlで薄めて、1日に3回以上うがいをしてもらいました。一方、「水うがい群」は、水約60mlと条件を同じにして、1日に3回以上水でうがいをしてもらいました。なお、1日の平均うがい回数は、どちらも3・7回でした。

その結果、「特にうがいをしない群」では、風邪の発症率が、1ヶ月あたり100人中26・4人と、およそ4人に1人が発症していました。一方、「水うがい群」では、同じく17・0人と、発症率がはっきりと低下していました。つまり、水でのうがいによって、明らかに風邪を予防できたということです。

それから、「ヨード液うがい群」ですが、風邪をひいた人は23・6人という結果でした。つまり、**「水うがい群」よりも風邪の発症率が約1・4倍も高く、「特にうがいをしない群」とそれほど変わらなかったのです。**これでは、わざわざお金を払ってヨードうがい薬を買って、変な味を我慢しながらうがいをする意味はまったくないことになります。

こうなった理由について、調査を行なった川村教授は、「ヨード液がのどに滞在する細菌叢を壊して、風邪ウイルスの侵入を許したり、のどの正常細胞を傷害した可能性が考えられる」と分析しています。結局、風邪予防には、余計なうがい薬は使わずに、水（水道水）でうがいをすることが一番よいのです。

ちなみに、大阪府の吉村洋文知事が、ヨードうがい薬に含まれるポピドンヨードが新型コロナウイルスの感染を抑える効果があると発表して一時話題になりましたが、もともとポピドンヨードは、エイズウイルスやB型肝炎ウイルスに有効であることがわかっています。ですから、新型コロナウイルスに対しても増殖を抑える働きがあるというのは、十分可能性があることです。

ただし、吉村知事も強調していたように、ヨードうがい薬でうがいをすることによって、自分が感染しないようになるわけではないのです。あくまで、感染者がうがいをすることによって、口内の新型コロナウイルスを減らすことができて、ほかの人に感染するのを防ぐ可能性があるということなのです。

風邪をひいたら栄養を十分に摂って「葛根湯（カッコントウ）」を飲む

「十分注意していても風邪をひいてしまったら、どうすればいいの？」という人もいるでしょう。私の場合、冬場になると、風邪予防として、手洗い、うがい、鼻洗いを十分にしているため、風邪をひくことはほとんどありませんが、それでもたまにひくことがあります。たいてい夜寝ているときにのどや鼻が「ちょっとおかしいな」と感じ、それでもそのまま寝ていると、朝になってのどが荒れて痛くなり、熱も37度を超えている、という感じで風邪をひきます。

冬場に外出すると、どうしても風邪ウイルスがのどや鼻に侵入してくる機会が多くなります。帰宅した際にうがいや鼻洗いをしても、ウイルスを完全に除去し切れずに残ってしまい、眠っている間にそれが増殖して、風邪の症状を引き起こすのだと思います。なお、眠っているときには体は活動を停止しますから、エネルギーが作られにくくなって体温が下がってしまい、免疫力も低下し、ウイルスが増殖しやすくなってしまうようです。

いったん風邪をひいてしまったら、それを治すように努力するしかないのですが、前にも述べたようにウイルスを退治できるのは体の免疫しかありませんから、とにかくその力を高めるようにすることです。

そのためには、栄養を十分に摂って、体を温めることです。私の場合、風邪をひいたときは卵や牛乳、肉類など栄養価の高いものを食べるようにして、さらに無添加の野菜ジュースを飲むようにしています。

よく「風邪をひくと食欲がなくなる」という人がいますが、私の場合はまったく逆で、風邪をひくととてもお腹が空きます。おそらく免疫がウイルスと戦っているため、エネルギーを消耗して、それでお腹が空くのだろうと思います。ですから、むしろ食欲がでて、肉や卵、果物などをたくさん食べます。

「〇〇湯」という名の漢方はお湯に溶かして飲むといい

それから漢方薬の「葛根湯」を飲むようにしています。「葛根湯」は、ひき初めの風邪に効果があるとされていますが、私の場合、ひき初めだけでなくずっと飲み続けます。「葛根湯」は、解熱鎮痛剤を主成分とする一般の風邪薬とはまったく違います。これらの「葛根湯」の成分は、「葛根（カッコン）、麻黄（マオウ）、桂皮（ケイヒ）、甘草（カンゾウ）、大棗（タイソウ）、芍薬（シャクヤク）、生薑（ショウキョウ）」です。これらの成分が発汗を促して、風邪の治りを早めるのです。

また免疫力を高めることも期待できるのです。免疫を活性化する「桂枝湯」という漢方薬があるのですが、その成分は「ケイヒ、カンゾウ、タイソウ、シャクヤク、ショウキョウ」です。つまり、それらはすべて「葛根湯」にも含まれている成分なのです。これらの成分にカッコンとマオウを加えたものが、「葛根湯」なのです。ですから、**「葛根湯」を飲むと免疫力が高まることが期待できるのです。**

私はもう何十年も、風邪をひいたときには「葛根湯」を飲むようにしていますが、いつも体が楽になって、効いていることを実感しています。

「葛根湯」は漢方薬の中でももっともポピュラーなものなので、各製薬会社から製品がでていますが、私が服用しているのは「クラシエの漢方葛根湯」（クラシエ薬品）という顆粒状の製品です。これまで各製薬会社のさまざまな「葛根湯」を試してきましたが、この製品が一番効果を感じられたからです。

過去の私の経験では、食事で栄養を十分に摂って、さらに「葛根湯」を飲み続ければ、4〜5日から1週間で風邪は治っています。みなさんも風邪をひいたときには、ぜひ試してみてください。

それから「葛根湯」には、効果的な飲み方があります。それは、湯飲み茶碗にお湯を入れ、そこにパウダー状の葛根湯を入れてよく溶かし、飲むことです。こうすることで、体が温まって免疫力が高まり、ウイルスの勢いを抑えられるので、葛根湯の効き目をより高めることができます。これは、漢方薬専門薬局の店員さんに教えてもらったことですが、漢方薬の中で「○○湯」という名称の製品は、すべてこのようにお湯に溶かして飲んだほうが効き目が強く現れるとのことです。

体の不調は漢方薬で治そう

ところで、私は2013年3月に風邪をひいたことがあり、葛根湯を飲んでもなかなか治らないことがありました。そのうち寝ているときにせき込むようになり、夜睡眠できないような状態になってしまいました。というのも、眠るとせきがでて目覚めてしまい、それを何度も繰り返すことになったからです。

風邪の症状があり、しかも眠れないというのはとても辛いものです。そこで、「龍角散」（龍角散）を飲んだのですが、いっこうにせきは止まりませんでした。

困った私は、漢方薬の本（これについては、この後で詳しく述べます）を読んで、**激しくせき込む場合には、「麦門冬湯（バクモンドウトウ）」という漢方薬が効くことを知りました。**そこで近くの薬局で買ってきて、服用しました。すると不思議なことに寝ていてもせきが出なくなり、よく眠れるようになったのです。そして、十分に栄養を摂って、「葛根湯」も飲み続けて、徐々に風邪の症状は回復し、普段の生活が送れるようになったのです。

もしあのとき、「麦門冬湯」のことを知らなかったら、せきがでて眠れない状態が続いて、風邪の治りはもっと遅くなり、辛い状態が長引いていたことでしょう。

「はじめに」でも書いたように、39・4度の高熱と関節の痛みを経験し、病院から受け取った解熱剤を服用してとても辛い思いをし、その後「葛根湯」を飲んで、高熱を少しずつ下げて回復することができた**私は、「今後病気になった際には医者には頼らず、自分で漢方薬を勉強し、適した漢方薬を服用することにしよう」と決心し、それを20年以上も実践しています。その結果、医者に診てもらったことはなく、66歳を過ぎても元気に生活しています。**

片頭痛にも効果がある「呉茱萸湯（ゴシュユトウ）」

漢方については、私は主に2冊の書籍を参考にしています。それは、『漢方家庭医学百科——いますぐ実行できる漢方療法』（久保道徳・高橋義夫著、評伝社刊）と『体質・症状・病気で選ぶ漢方薬の手引き』（永田勝太郎編著、小学館刊）です。

これらの本には、風邪などの軽い病気から心筋梗塞など重い病気まで、さまざまな病気に効く漢方薬が紹介されています。もちろん「葛根湯」も載っています。この2冊を読めば、たいていの症状に対応できる漢方薬が見つかります。

市販の風邪薬にしても、前に書いた降圧剤や抗コレステロール剤にしても、いわゆる現代薬（西洋薬）は主に症状を抑えるものであって、根本的な原因を解消するものではありません。ですから、熱やせきなどの風邪の症状は抑えられますし、血圧やコレステロールも下げられますが、それはその症状を一時的に抑えているだけであって、その原因を解消しているわけではないのです。

一方、漢方薬は症状をすぐに抑えるという働きはそれほどありませんが、体が不調になっている状態を改善し、体の機能を高めることで、症状を根本から改善しようというものです。そのメカニズムはまだよくわかっていない部分もありますが、経験的に症状が改善されることが知られているのです。

たとえば、女性に多い症状に片頭痛（偏頭痛）があります。その原因はよくわかっていませんが、なったことがある人の話ではズキッズキッという痛みを感じて動けないほどの状態になるそうです。

この片頭痛に効く薬はなかなかないようですが、前出の『体質・症状・病気で選ぶ漢方薬の手引き』によると、「呉茱萸湯」という漢方薬が効くといいます。この本には、「手足の冷え、肩こり、嘔吐などをともなう人の片頭痛、筋緊張性頭痛、混合性頭痛に用いられます」と書いてあります。そして、次のような患者さん（25歳、女性）の例が紹介されています。

「母親もいわゆる頭痛もちで、以前からたびたび生理の前に、吐き気をともなった右こめかみがずきずきする拍動をするような頭痛があり、2～3日続きました。同時に、目の前が暗くなったり、チカチカすることもありました。寒さに弱く、冬はしもやけができやすく、冷房が入る時期には症状がひどく、市販の鎮痛薬に頼ることが多かったそうです。

身長155cm、体重42kg、やせ型、最大血圧は88、最小血圧は66と低血圧、神経学的検査、血液検査、脳波検査、頭部CT・MRI検査、産婦人科的検査では異常なく、とくに既往歴もありません。色白で、腹筋に力がなく、手足が冷たく、みぞおちにつかえ感や振水音がみられました。

呉茱萸湯を投与したところ、手足が温かくなり、しだいに吐き気と頭痛は減少し、鎮痛薬をほとんど服用せずに過ごせるようになりました。このような虚証・寒証の片頭痛には、からだを温め、末梢循環を改善していく漢方剤の使用が有効です」

この患者さんの症状が、「自分にもあてはまる」と感じた方もいるでしょう。おそらくこういう症状で悩んでいる方は少なくないのではないかと思います。私の親族でも60歳をすぎた女性で、このような片頭痛の症状で悩んでいたので、「呉茱萸湯」を勧めたところ、素直に従ってそれを服用しました。すると、それまで長年苦しめられてきた片頭痛がほとんどしなくなったと喜んでいました。

なお、この「呉茱萸湯」は、街中にあるドラッグストアや薬局でも売られていますので、誰でも手軽に買うことができます。

自分の症状に合った漢方薬を選ぶこと

私は、漢方薬も含めてできるだけ薬は服用しないことにしていますので、「葛根湯」と「麦門冬湯」以外は、それほど利用したことはありません。ただし、それでもいくつか利用してその効果を実感しているものがありますので、それらを紹介しましょう。

安中散（アンチュウサン）

胃炎や胃潰瘍など、胃が不調なときに用いられる代表的な漢方薬です。成分は、「ケイヒ、ボレイ、エンゴサク、ウイキョウ、カンゾウ、シュクシャ、リョウキョウ」です。

前出の『体質・症状・病気で選ぶ漢方薬の手引き』には、次のように書かれています。

「目標とする症状として、みぞおちに慢性の痛みがある、胸やけ、みぞおちに膨満感がある、腹が張る、冷え、神経質、甘いものを好む、食欲不振、吐き気・嘔吐があるなどがあります」

そして、このような症状をともなう神経性胃炎、慢性胃炎、胃酸過多症、胃潰瘍などに効果があるとのことです。

ただし、副作用として、発疹・かゆみなどの過敏症状が現れることがあるので、注意してください。

五苓散（ゴレイサン）

下痢、頭痛、急性胃腸炎、むくみなどの症状に効果があるとされる漢方薬です。成分は、「タクシャ、チョレイ、ブクリョウ、ソウジュツ、ケイヒ」です。

『体質・症状・病気で選ぶ漢方薬の手引き』には、次のように書かれています。

「目標とする症状としては、水を飲んでもその割に尿の量が少ない、悪心（おしん）・嘔吐、頭痛、水様性の下痢、頭痛、めまい、むくみ、のどが渇いて水を大量に飲むがすぐに吐いてしまうことが多い（水滞）などがあります」

私の場合、水様性の下痢を起こしたときに「五苓散」を服用し、効果を感じていました。なお、現在は服用していません。

以上のように、私が利用している漢方薬をいくつか紹介しましたが、漢方薬にはさまざまな種類がありますので、ご自分の症状に効果がありそうなものを見つけて服用するようにするとよいでしょう。

おわりに

人間は年を重ねるとともに、どうしても体が弱ってきます。そして病気になりやすくなります。これは誰も避けられません。

私の周囲でも、主に60歳をすぎた人で脳出血や脳梗塞、あるいはがんなどの重い病気にかかり、半身不随になったり、大変な手術をしたり、あるいは死亡したりという人が何人もいます。

これらの病気を完全に防ぐことはできません。しかし、日常生活を工夫することによって、その発生率を減らすことは可能だと思います。その方法の一つとして、本書では私が実践していることを紹介してきました。

それから何より重要なのは、「自分の体は自分でケアする」という意識を持つことです。誰かに頼ってはいけません。「他人に助けてもらおう」という甘い考えは捨てたほうがよいでしょう。「自分のことは自分で」という意識を持つか持たないかで、残りの人生がずいぶん変わってくるように思います。

「そうはいっても、なかなか大変だよ」という人もいると思います。確かにそうなのですが、他人に頼っていると、もっと大変なことになるかもしれません。もしかすると、病院のベッドで体に管をたくさん付けられて寝たきりになる、なんてことになるかも。ですから多少大変でも、自分の体は自分でケアすることを心がけたほうが、おそらく最終的には楽だと思います。

前にも述べたように私は66歳ですが、「あと10年間元気に生きよう」と思っています。75歳までなら、病気にならずに生きられる可能性は十分あるでしょう。そして、75歳になったら、またその先のことを考えようと思っています。もしかすると、「今度はあと10年間元気に生きよう」と思っているかもしれませんが……。

ともあれ、これからも本書で紹介した内容を実践していきたいと考えています。みなさんにも、ぜひ実践していただければと思います。

なお、本書の編集・制作にあたっては、ビジネス社編集部の山浦秀紀さんに労をとっていただきました。この場を借りて、お礼を申し上げたいと思います。

２０２０年９月　渡辺雄二

[著者]
渡辺雄二（わたなべ ゆうじ）
1954年9月生まれ。栃木県出身。千葉大学工学部合成化学科卒。消費生活問題紙の記者を経て、82年からフリーの科学ジャーナリストとなる。以後、食品、環境、医療、バイオテクノロジーなどの諸問題を、『朝日ジャーナル』『週刊金曜日』『中央公論』『世界』『新潮45』『日刊ゲンダイ』などの雑誌や新聞に執筆。とりわけ、食品添加物、合成洗剤、遺伝子組み換え食品などに詳しく、全国各地で講演も行っている。
著書は『[最新版]食品添加物ハンドブック』（ビジネス社）をはじめ多数。なかでも『食べてはいけない添加物　食べてもいい添加物』『コンビニの買ってはいけない食品　買ってもいい食品』『飲んではいけない飲み物　飲んでもいい飲み物』『買ってはいけないお菓子　買ってもいいお菓子』（だいわ文庫）は10万部を超える、また『食べるなら、どっち!?』（サンクチュアリ出版）と『加工食品の危険度調べました』（三才ブックス）は20万部を超えるベストセラーとなる。1999年に出版した、『買ってはいけない』（共著、金曜日）は200万部を突破し、その後も『買ってはいけない』シリーズを執筆し続け、2014年9月にはシリーズ10冊目となる『新・買ってはいけない10』を上梓。「買ってはいけない」のコラムは現在も『週刊金曜日』に連載し続けており、連載は23年以上続いている。

病気がイヤなら、これを食べなさい

2020年 11月 1 日　　第 1 刷発行

著　者　渡辺雄二
発行者　唐津 隆
発行所　株式会社ビジネス社
〒162-0805　東京都新宿区矢来町114番地 神楽坂高橋ビル5F
電話　03(5227)1602　FAX　03(5227)1603
http://www.business-sha.co.jp

〈印刷・製本〉シナノ パブリッシング プレス
〈カバー・本文デザイン〉谷元将泰
〈本文イラスト〉原田美香
〈本文DTP〉茂呂田剛（エムアンドケイ）
〈協力〉田中智絵
〈営業担当〉山口健志　〈編集担当〉山浦秀紀

ISBN978-4-8284-2227-5